靳三针疗法
临床彩色图解

刘 刚 ◎主编

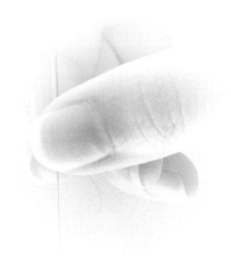

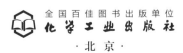

全国百佳图书出版单位

化学工业出版社

·北京·

　　本书由"靳三针"疗法创始人靳瑞教授的嫡传博士研究生和学生共同编写。全面介绍了"靳三针"疗法的基础选穴、刺灸方法及近年来"靳三针"疗法在临床优势病种的治疗经验。第一篇从组穴主治、局部解剖与进针精要、组方方义、组方变化、临床实操和穴位指引方面介绍了"靳三针"组穴处方，方便读者详尽掌握记忆；第二篇通过对"靳三针"进针法、行针法、出针法、刺法变化和经络自血疗法的介绍，阐释靳三针的刺灸手法，尤其是详细介绍了经络自血疗法，尚属首次，是本书的创新突破；第三篇分为头面五官疾病、儿童脑病、成人脑病、筋骨伤科疾病和内科杂病，将靳三针疗法的优势病种治疗经验进行阐述。

　　全书图片采用真人模特拍摄、准确清晰，参考性强，内容力求言简意赅，重点突出，治疗方法行之有效。本书适合针灸临床、教学和科研人员参考，也适合康复医学专业人员阅读参考。

图书在版编目（CIP）数据

　　靳三针疗法临床彩色图解/刘刚主编．—北京：化学工业出版社，2018.8（2024.11重印）
　　ISBN 978-7-122-32535-8

　　Ⅰ．①靳…　Ⅱ．①刘…　Ⅲ．①针灸疗法-临床应用-经验-中国-现代-图解　Ⅳ．①R245-64

　　中国版本图书馆CIP数据核字（2018）第145355号

责任编辑：陈燕杰	文字编辑：赵爱萍
责任校对：吴　静	装帧设计：韩　飞

出版发行：化学工业出版社（北京市东城区青年湖南街13号　邮政编码100011）
印　　刷：三河市航远印刷有限公司
装　　订：三河市宇新装订厂
710mm×1000mm　1/16　印张15　字数239千字　2024年11月北京第1版第10次印刷

购书咨询：010-64518888　　　　　　　　　　　售后服务：010-64518899
网　　址：http://www.cip.com.cn
凡购买本书，如有缺损质量问题，本社销售中心负责调换。

定　　价：59.00元

本书编者

主　　编　刘　刚

副 主 编　陈俊琦

编　　者（按姓氏拼音排序）

陈景杰（南方医科大学第三附属医院）

陈俊琦（南方医科大学第三附属医院）

陈文君（广州医科大学第二附属医院）

邓晶晶（广州市第八人民医院）

古　宬（南方医科大学第三附属医院）

刘　刚（南方医科大学第三附属医院）

谭　慧（广州市第十二人民医院）

吴凌云（深圳市儿童医院）

徐敏鹏（南方医科大学第三附属医院）

张冠中（南方医科大学第三附属医院）

摄　　像　陈权军　索小雅　周洸玉　邹丽萍

模　　特　蔡奕楷　李镇丰　梁国世　张九智
　　　　　林浩辉　廖仁谋

前 言 FOREWORD

　　传统针灸理疗博大精深，往往令初学者望而却步。如何快速继承先人们的治学经验，传承传统医学精髓，是每一个从事中医学工作的杏林后辈的心愿。"靳三针"理论体系之所以得到海内外莘莘学子的认可和推崇，在于其将多年的临床和实践经验加以总结，在针灸选穴组方上形成了独特的理论体系，同时以病变部位和疾病特征为命名依据，让后来者可以快速通过组穴命名，了解其主治范畴，从而使枯燥难记的针灸处方变得易学易用。

　　经过数十年的发展，"靳三针"疗法已经蜚声国际，在国内外得到广泛的应用。尽管关于"靳三针"疗法的各种论著不断面世，但仍不能满足业内的需求。于是笔者召集靳老的嫡传博士研究生和学生，重新整理"靳三针"疗法的相关内容，研习既往论著的经验，辅以目前针灸学者应用"靳三针"的临床体会，配合精美的图片，使得读者便于学习应用本书。

　　在本书的编写过程中，得到了南方医科大学第三附属医院康复医学科同仁的大力支持，在书稿撰写、照片拍摄方面做出了巨大贡献。在此致以诚挚的感谢。

　　由于编者水平有限，不足之处在所难免，请广大读者批评指正。

　　最后再次感谢靳老为世界医学留下的宝贵财富，学生们必当为之努力学习，使之发扬光大。

刘刚

2018年4月于广州

目录 CONTENTS

第一篇　靳三针组穴处方

第一节　颞三针

组穴处方　颞Ⅰ针，颞Ⅱ针，颞Ⅲ针。

一、组穴主治

脑血管意外后遗症，脑外伤后遗症，面瘫，面部感觉障碍，脑动脉硬化，帕金森病，脑萎缩，老年痴呆，耳鸣，偏头痛。

二、局部解剖与进针精要

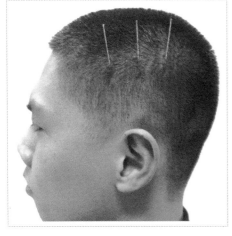

颞三针临床操作图

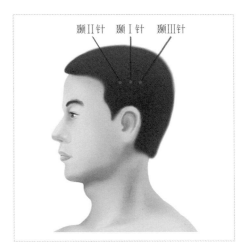

颞Ⅱ针　颞Ⅰ针　颞Ⅲ针

颞三针穴位图

（一）颞 I 针

1.穴位定位

耳尖直上 2 寸，小儿患者应按照小儿的头型，约直上 1.5 寸。

2.局部解剖

（1）针刺层次：皮肤—皮下组织—耳上肌—颞筋膜—颞肌。

（2）穴区神经、血管：主要有耳颞神经分支和颞浅动脉的分支与颞浅静脉的属支分布。

3.操作方法

垂直向下沿皮平刺 0.8～1.2 寸。可加电针，也可以行捻转补泻手法。针刺时要注意观察皮下血管，并尽量避开。如果进针时疼痛特别明显，可能是刺中血管，应将针稍退后，调整方向，继续进针，以酸、麻、胀感为好。出针时，如果出血，应及时按压。

（二）颞 II 针、颞 III 针

1.穴位定位

颞 I 针平行分别向前、向后各旁开 1 寸。

2.局部解剖

（1）针刺层次：皮肤—皮下组织—耳上肌—颞筋膜—颞肌。

（2）穴区神经、血管：颞 II 针主要有耳颞神经分支和颞浅动脉的分支与颞浅静脉的属支分布；颞 III 针主要布有耳大神经分支和耳后动脉、静脉。

3.操作方法

垂直向下沿皮平刺 0.8～1.2 寸。可加电针，也可以行捻转补泻手法。针刺时要注意观察皮下血管，并尽量避开。如果进针时疼痛特别明显，可能是刺中血管，应将针稍退后，调整方向，继续进针，以酸、麻、胀感为好。出针时，如果出血，应及时按压。

三、组方义

颞Ⅰ针的下方有手少阳三焦经的角孙穴和足少阳胆经的率谷穴。前者为手足少阳之会，后者为足太阳、少阳之会。且耳尖直上入发际的颞侧，为手、足少阳经分布的区域，是治疗中风的首选区域。颞Ⅱ针、颞Ⅲ针位于颞Ⅰ针之前后，三针齐刺覆盖了整个颞部，增强对颞部的刺激。遂靳老取其组成"颞三针"，以疏通肝胆经络之气血，平肝息风，清肝泻胆，鼓舞少阳升发之机，调节头面气血，促进中风患者的康复。从解剖角度分析，与其他头骨比较，颞骨最薄，其骨缝最为密集，而且神经、血管极为丰富；另外大脑皮质中头面、上肢、躯干运动区和感觉区在此处投影，针刺局部腧穴产生的效应容易通过此处进行传导。

四、组方变化

中风软瘫，加肩三针的肩Ⅰ针和肩Ⅲ针、手三针、股三针（箕门穴、伏兔穴、阴市穴）、膝三针和足三针；

中风后吞咽功能障碍和构音障碍，加舌三针、脑三针、金津和玉液放血；

中风后失语，加风池穴、完骨穴、颈夹脊穴；

血管性痴呆，加智三针、四神针、脑三针；

老年痴呆，加老呆针、四神针、智三针、脑三针、足智针；

脑瘫，加四神针、脑三针；

帕金森病，加颤三针、脑三针、手三针、足三针、阳陵泉穴、悬钟穴；

孤独症，配合四神针、智三针、脑三针、颞上三针（颞三针各穴水平直上1寸）、舌三针、启闭针、手智针、足智针，组成自闭九项。

第二节　智三针

组穴处方　智Ⅰ针，智Ⅱ针，智Ⅲ针。

一、组穴主治

智力低下，抑郁症，老年痴呆，血管性痴呆，前头痛，眼病。

二、局部解剖与进针精要

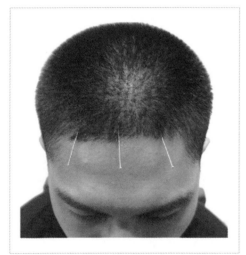

智三针临床操作图

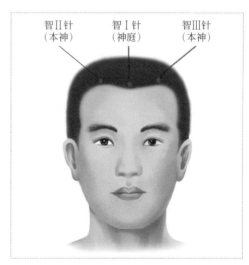

智Ⅱ针　智Ⅰ针　智Ⅲ针
（本神）　（神庭）　（本神）

智三针穴位图

（一）智Ⅰ针

1.穴位定位

在头部，当前发际正中直上0.5寸，即神庭穴。

2.局部解剖

（1）针刺层次：皮肤—皮下组织—左右枕额肌额腹之间—腱膜下疏松结缔组织。

（2）穴区神经、血管：主要有滑车上神经（又称为额神经内侧支）分支和滑车上动、静脉（又称额动、静脉）分布。

3.操作方法

针尖向下或向后平刺0.8～1寸，用捻转针法进针，应避开头皮显露的静脉。如针刺时出现剧痛，可能是刺中血管，应及时调整针刺方向。出针时要按压针刺部位，以防出血或血肿产生。如果出现出血或血肿，应准确按压出血点1～2min即可。可加电针。

（二）智Ⅱ针，智Ⅲ针

1.穴位定位

在头部，当神庭穴与头维穴（头侧部，额角发际线上0.5寸，头正中线旁4.5寸）连线的内2/3与外1/3的交点处，即本神穴。

2.局部解剖

（1）针刺层次：皮肤—皮下组织—枕额肌—腱膜下疏松结缔组织。

（2）穴区神经、血管：主要有眶上神经（又称额神经外侧支），颞浅动、静脉额支和滑车上动、静脉外侧支分布。

3.操作方法

针尖向下或向后平刺0.8～1寸，用捻转针法进针，应避开头皮显露的静脉。如针刺时出现剧痛，可能是刺中血管，应及时调整针刺方向。出针时要按压针刺部位，以防出血或血肿产生。如果出现出血或血肿，应准确按压出血点1～2min即可。可加电针。

三、组方方义

中医将意识、思维、情感等精神活动归为神的范畴。以"神"命名的腧穴都能治疗神智疾患。其中，神庭穴为督脉经穴，是入络于脑的督脉和足太阳膀胱经的交会穴，且位居面之上部，可通督调神，是治疗神智疾患的要穴。本神穴为足少阳胆经经穴，也居于面之上，为傍近之穴，可治与神明有关的病症。此外，从解剖角度分析，三穴均位于前额部，为额部前部脑皮质的体表投影。额叶前部与认知、情感和精神活动有着密切关系。临床上，靳老取神庭穴和双侧本神穴组成"智三针"，以达到协同增效的目的。

四、组方变化

老年痴呆，加老呆针、四神针、颞三针、脑三针、足智针；

血管性痴呆，加颞三针、四神针、脑三针；

精神发育迟滞，加定神针、四神针、颞三针、脑三针、手智针、足智针；

孤独症，配合四神针、脑三针、颞三针、颞上三针、舌三针、启闭针、手智针、足智针，组成自闭九项。

第三节　脑三针

组穴处方　脑Ⅰ针，脑Ⅱ针，脑Ⅲ针。

一、组穴主治

脑血管意外后共济失调，假性延髓性麻痹，小儿脑性瘫痪共济失调型，后头痛，视力障碍，颈源性眩晕。

二、局部解剖与进针精要

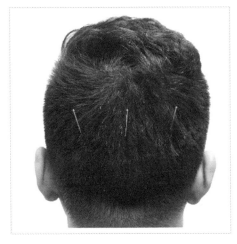

脑三针临床操作图

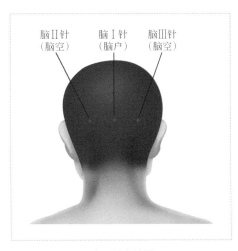

脑Ⅱ针　脑Ⅰ针　脑Ⅲ针
（脑空）　（脑户）　（脑空）

脑三针穴位图

（一）脑Ⅰ针

1.穴位定位

在后头部正中，当枕外隆凸上凹陷处，即脑户穴。

2.局部解剖

（1）针刺层次：皮肤—皮下组织—枕额肌枕腹—腱膜下疏松结缔组织。

（2）穴区神经、血管：主要有枕大神经分支和左右枕动、静脉分支分布。

3.操作方法

平刺0.8～1.2寸。

（二）脑Ⅱ针，脑Ⅲ针

1.穴位定位

在后头部，头正中线旁开2.25寸，当枕外隆凸的上缘外侧，即脑空穴，与脑户穴相平。

2.局部解剖

（1）针刺层次：皮肤—皮下组织—枕额肌枕腹—腱膜下疏松结缔组织。

（2）穴区神经、血管：主要有枕大神经分支和枕动、静脉分支分布。

3.操作方法

平刺0.8～1.2寸。

三、组方方义

脑为元神之府，是人精神智能生发之处。以"脑"命名的腧穴都能治疗神智疾患。其中，脑户穴为督脉经穴，督脉上行入脑之门户，有脑之经气出入，故而得名，有调神安神之功效。脑空穴为足少阳胆经经穴，其内正当枕叶与小脑交界处，为脑之空隙，遂得名，可平肝息风、补益脑髓。此外，从解剖角度分析，三穴均位于脑后部，为枕叶脑皮质和小脑的体表投影区。枕叶与视觉有关。小脑维持躯体平衡，调解肌张力和协调随意运动。同时，穴下邻近椎-基底动脉供血系统，可改善后循环，以治疗延髓及其发出周围神经的病变。延髓接受味觉和各种内脏感觉的传入，参与调解内脏运动与唾液腺的分泌，支配咽、喉、舌肌的运动，并对维持机体正常呼吸等基本生命活动起到极其重要的作用。遂靳老取脑户穴和双侧脑空穴组成的"脑三针"，力专效宏。

四、组方变化

中风后吞咽功能障碍和构音障碍，加舌三针、颞三针、金津和玉液放血；

老年痴呆，加老呆针、智三针、四神针、颞三针、足智针；

血管性痴呆，加智三针、颞三针、四神针；

脑瘫，加四神针、颞三针；

帕金森病，加颤三针、颞三针、手三针、足三针、阳陵泉穴、悬钟穴；

孤独症，配合智三针、四神针、颞三针、颞上三针、舌三针、启闭针、手智针、足智针，组成自闭九项；

颈源性眩晕，加晕痛针、耳三针和颈三针；

视力障碍，加眼三针、养老穴、光明穴。

第四节 定神针

组穴处方 定神I针，定神II针，定神III针。

一、组穴主治

前额头痛，眩晕，孤独症，精神发育迟滞，多动症，失眠，斜视，视力下降。

二、局部解剖与进针精要

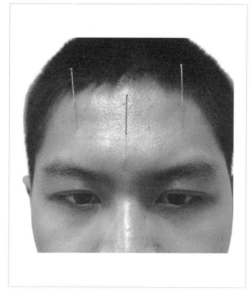

定神针临床操作图

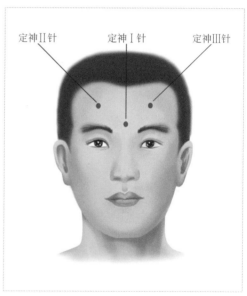

定神针穴位图

（一）定神Ⅰ针

1.穴位定位

在额部，当两眉头的中间上0.5寸。

2.局部解剖

（1）针刺层次：皮肤—皮下组织—降眉间肌。
（2）穴区神经、血管：主要有滑车上神经（浅层）和面神经颧支（深层），以及滑车上动脉的分支、滑车上静脉的属支与深层的内眦动脉分布。

3.操作方法

提捏其局部皮肤，从上垂直向下平刺，0.3～0.5寸。

（二）定神Ⅱ针，定神Ⅲ针

1.穴位定位

在前额部，目正视，瞳孔直上，当眉上1.5寸。

2.局部解剖

（1）针刺层次：皮肤—皮下组织—枕额肌额腹。
（2）穴区神经、血管：主要有额神经外侧支和眶上动脉的分支与眶上静脉的属支分布。

3.操作方法

提捏局部皮肤，从上垂直向下平刺，0.3～0.5寸。由于额前表皮的血管很丰富，针刺时容易引起皮下出血，行针或出针时出现这种情况，要及时处理。

三、组方方义

定神针为病灶局部选穴配方，定神Ⅰ针在督脉上，印堂穴的上方，定神

Ⅱ针、定神Ⅲ针在足少阳胆经上，阳白穴的上方，遵循离穴不离经的原则，及基于额骨骨膜对针刺的敏感性，当三穴分别向印堂穴、阳白穴透刺，提高针刺深度，可以加强针感，增强醒脑调神、平肝息风之功。

四、组方变化

儿童多动症，加颞三针、智三针、四神针、手智三针、足智针；

孤独症伴神志不宁、注意力不集中者，加智三针、四神针、脑三针、颞三针、颞上三针、舌三针、启闭针、手智针、足智针；

精神发育迟滞，加智三针、四神针、颞三针、脑三针、手智针、足智针；

失眠多梦，加四神针、神门穴、内关穴；

前头痛，加四神针、太阳穴、合谷穴、内庭穴。

第五节 四神针

组穴处方 四神Ⅰ针，四神Ⅱ针，四神Ⅲ针，四神Ⅳ针。

一、组穴主治

智力低下，痴呆，健忘，失眠，头痛，眩晕。

二、局部解剖与进针精要

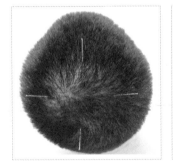
四神针临床操作图
（朝百会刺）

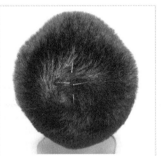
四神针临床操作图
（朝四周刺）

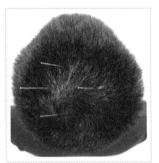
四神针临床操作图
（朝一侧刺）

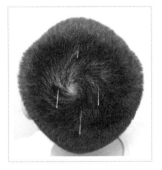
四神针临床操作图（朝前侧刺）

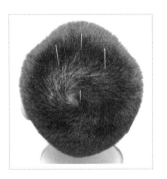
四神针临床操作图（朝后侧刺）

（一）四神Ⅰ针

1.穴位定位

在头部，当头部正中线与两耳尖连线的交点处（百会穴）前旁开1.5寸处，即前顶穴。

2.局部解剖

（1）针刺层次：皮肤—皮下组织—帽状腱膜—腱膜下疏松结缔组织。

（2）穴区神经、血管：主要有额神经和枕大神经分支和左、右颞浅动、静脉吻合网分布。

3.操作方法

沿头皮平刺0.8～1寸。

（二）四神Ⅱ针

1.穴位定位

在头部，百会穴后旁开1.5寸处，即后顶穴。

2.局部解剖

（1）针刺层次：皮肤—皮下组织—帽状腱膜—腱膜下疏松结缔组织。

（2）穴区神经、血管：主要有枕大神经分支和左、右枕动、静脉吻合网分布。

3.操作方法

沿头皮平刺0.8～1寸。

（三）四神Ⅲ针，四神Ⅳ针

1.穴位定位

在头部，百会穴分别向左、右各旁开1.5寸处。

2.局部解剖

（1）针刺层次：皮肤—皮下组织—帽状腱膜—腱膜下疏松结缔组织。

（2）穴区神经、血管：主要有额神经和枕大神经分支，左/右侧颞浅动、静脉和左/右侧枕动、静脉分布。

3.操作方法

沿头皮平刺0.8～1寸。

三、组方方义

　　靳老对"四神针"的定义，基于对四神聪的考究和理解。历代医家对四神聪的取穴定位有些不同，或取百会穴前后左右各旁开1寸，或认为应旁开2.5寸，目前教材的定位为前者，源于《太平圣惠方》。然靳老基于针刺深度考虑的同时，不忘囊括督脉的前顶穴和后顶穴，及两边的足太阳膀胱经（有"宁失其穴，莫失其经"的深意），取百会穴前后左右各旁开1.5寸组方。其中，前顶穴，为四神Ⅰ针，督脉脑气所发，在头顶上；后顶穴，又名交冲穴，为四神Ⅱ针，与前三阳经经气相交，背三阳循督脉而至，由是相交；四神Ⅲ针和四神Ⅳ针，在足太阳膀胱经上，在通天穴与络却穴之间，调节膀胱经在头部的经气。四穴协同，扩大针灸在头部和脑部的刺激，调节头面部气血、疏通经络，以更好治疗与头面五官、神经精神方面相关的疾病。

四、组方变化

　　血管性痴呆，加颞三针、智三针、脑三针；

　　老年痴呆，加老呆针、颞三针、智三针、脑三针、足智针；

　　脑瘫，加颞三针、脑三针；

　　孤独症，配合颞三针、智三针、脑三针、颞上三针（颞三针各穴水平直上1寸）、舌三针、启闭针、手智针、足智针，组成自闭九项；

　　失眠多梦，加四神针、神门穴、内关穴；

　　巅顶痛，加涌泉穴、太冲穴；

　　偏头痛，加颞三针、风池穴、外关穴、足临泣穴；

　　前头痛，加定神针、太阳穴、合谷穴、内庭穴；

　　后枕头痛，加脑三针、天柱穴、完骨穴、后溪穴、昆仑穴；

　　颈源性眩晕，加印堂穴、太阳穴、耳三针、脑三针、颈三针。

第六节　鼻三针

组穴处方 鼻Ⅰ针，鼻Ⅱ针，鼻Ⅲ针。

一、组穴主治

慢性鼻炎、变应性鼻炎（又称过敏性鼻炎）、鼻窦炎（包括额窦炎、筛窦炎、上额窦炎、蝶窦炎）等鼻病。

二、局部解剖与进针精要

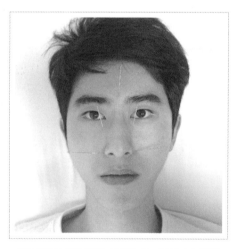

鼻三针临床操作图（印堂穴＋迎香穴对刺）

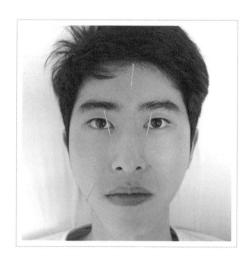

鼻三针临床操作图（攒竹穴＋迎香穴透上迎香穴）

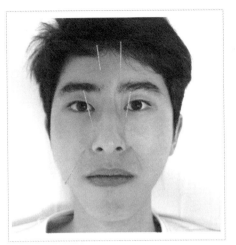

鼻三针临床操作图
（印堂穴+迎香穴透上迎香穴）

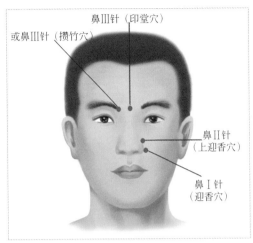

鼻三针穴位图

（一）鼻Ⅰ针

1.穴位定位

在鼻翼外缘中点旁，当鼻唇沟中，即迎香穴。

2.局部解剖

（1）针刺层次：皮肤—皮下组织—提上唇肌。

（2）穴区神经、血管：主要有面神经和眶下神经的吻合丛及面动、静脉与眶下动、静脉分布。

3.操作方法

向鼻翼斜刺0.5～0.8寸，多用于变应性鼻炎和急性鼻炎；向鼻根部斜刺0.5～1寸，透上迎香穴，多用于慢性鼻炎和鼻窦炎，或外感风热型伤风鼻塞，或外感风寒型伤风鼻塞多日，改流黄脓鼻涕者。得气后捻针致局部胀痛，且扩散至鼻部。多数患者因刺激流泪，属正常现象，效果更佳。

（二）鼻Ⅱ针

1.穴位定位

在面部，当鼻翼软骨与鼻甲交界处，即鼻骨下凹陷中，近鼻唇沟上端处，即上迎香。

2.局部解剖

（1）针刺层次：皮肤—皮下组织—鼻肌—鼻翼软骨。

（2）穴区神经、血管：主要有浅层的眶下神经和滑车下神经，及深层的面神经颊支和面动脉分支分布。

3.操作方法

向下方斜刺0.5～0.8寸，得气后捻针致局部酸胀，可扩散至鼻额、眼球部。多数患者因刺激流泪，属正常现象，且效果更佳。

（三）鼻Ⅲ针

※**印堂穴**

1.穴位定位

在前额部，当两眉头间连线的中间。

2.局部解剖

（1）针刺层次：皮肤—皮下组织—降眉间肌。

（2）穴区神经、血管：主要有滑车上神经（浅层）和面神经颞支（深层），以及滑车上动脉的分支、滑车上静脉的属支与深层的内眦动脉分布。

3.操作方法

沿皮下垂直向下捻转透刺0.5～0.8寸，直达鼻根部，得气后捻针致鼻根部持续性酸胀。有的甚至会引起流泪。

※**攒竹穴**

1.穴位定位

在面部，当眉头凹陷中，眶上切迹处。

2.局部解剖

（1）针刺层次：皮肤—皮下组织—眼轮匝肌—皱眉肌。

（2）穴区神经、血管：主要有滑车上神经的分支和滑车上动脉的分支与滑车上静脉的属支分布。

3.操作方法

向下斜刺0.5～1寸，得气后捻针致局部及眼眶周围酸胀。

三、组方方义

临床上，靳老治疗鼻疾重视局部取穴的作用，以迎香穴、上迎香穴、印堂穴组成"鼻三针"。当阳明经有热，特别是眉头处有明显压痛，或自觉该处有酸、胀或痛的感觉时，则将印堂穴改攒竹穴。迎香穴，在鼻翼旁，为手阳明大肠经循行上夹鼻孔时，本经经气流注处；上迎香穴，为经外奇穴，约在鼻柱外侧缘中部，迎香上方；印堂穴，为经外奇穴，穴近鼻根部；攒竹穴，穴近鼻根，为阳明经和太阳经经气交接的部位。诸穴分别位于鼻部下缘、中缘和上缘，合则围刺鼻周，加强近治作用，属局部取穴，力专效宏，共奏宣通肺气，通鼻开窍之功。

四、组方变化

鼻痒，喷嚏频作，流清涕且量多，多为肺卫不固，易感风寒者，加合谷穴、外关穴针刺，背三针（大杼穴、风门穴、肺俞穴）针后拔罐；久病不愈，肺气虚者，加灸背三针；若为脾肺气虚者，加灸背三针、脾俞穴、足三里穴；若肺肾亏虚者，加灸背三针、肾俞穴、太溪穴；灸者，或温和灸，或温针灸，或天灸（日常灸、三伏灸、三九灸）。

流浊涕且量多，眉间及颧部叩压痛，若为风热犯肺者，加合谷穴、曲池穴、尺泽穴；为胆经郁热者，加头临泣穴、风池穴、太冲穴；为脾胃湿热者，加阴陵泉穴、三阴交穴、内庭穴。

鼻塞甚者，加通天穴。头痛者，加上星穴、太阳穴。

第七节　眼三针

组穴处方　眼Ⅰ针，眼Ⅱ针，眼Ⅲ针。

一、组穴主治

视神经萎缩、黄斑变性、视网膜炎、弱视等内眼疾病。

二、局部解剖与进针精要

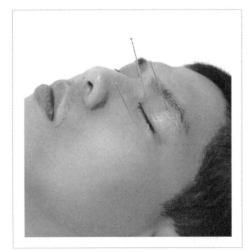

眼三针临床操作图

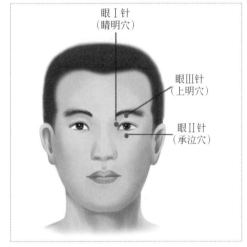

眼三针穴位图

（一）眼Ⅰ针

1.穴位定位

面部，目内眦角稍上方的凹陷处，即睛明穴。

2.局部解剖

（1）针刺层次：皮肤—皮下组织—眼轮匝肌—眶脂体—内直肌与筛骨眶板之间。

（2）穴区神经、血管：浅层主要有滑车上、下神经，及内眦动、静脉和滑车上、下动静脉分布；深层主要有眼神经和鼻睫神经，及眼动、静脉本干分布。

3.操作方法

嘱患者闭目，医者以左手轻推眼球向外侧固定，右手持针，缓慢垂直进针1～1.2寸。进针后不捻转、提插，以防刺破血管引起血肿，可用拇指甲轻刮针柄。出针时用干棉球轻压针孔片刻，以防出血。不宜灸，不宜电针。

（二）眼Ⅱ针

1.穴位定位

面部，目正视，瞳孔直下，位于眶下缘与眼球之间，即承泣穴。

2.局部解剖

（1）针刺层次：皮肤—皮下组织—眼轮匝肌—眶脂体—下斜肌。

（2）穴区神经、血管：主要有眶下神经和面神经分支，动眼神经下支的肌支，及眶下动、静脉的分支和眼动、静脉的分支分布。

3.操作方法

嘱患者闭目，医者以左手轻推眼球向上方固定。医者右手持针，紧靠眼眶下缘慢直针1～1.2寸。进针后不捻转、提插，以防刺破血管引起血肿，可用拇指甲轻刮针柄。出针时用干棉球轻压针孔片刻，以防出血。不宜灸，不宜电针。

（三）眼Ⅲ针

1.穴位定位

面部，目正视，瞳孔直上，位于眶上缘与眼球之间，即上明穴。

2.局部解剖

（1）针刺层次：皮肤—皮下组织—眼轮匝肌—眶内。

（2）穴区神经、血管：主要有眶上神经（浅层）和面神经颞支（深层）及额动脉分布。

3.操作方法

嘱患者闭目，医者以左手轻推眼球向下固定，右手持针，紧靠眼眶上缘缓慢直刺 1～1.2 寸。针尖可先向上微斜进，再向后斜进。进针后不捻转、提插，以防刺破血管引起血肿，可用拇指甲轻刮针柄。出针时用干棉球轻压针孔片刻，以防出血。不宜灸，不宜电针。

三、组方方义

足太阳膀胱经起于目内眦，上行在其稍上方与手太阳小肠经、足阳明胃经、阳跷脉、阴跷脉相交于目内侧眶内睛明穴；足阳明胃经起于鼻旁，沿鼻外侧下行，与阳跷脉和任脉相交于目下眶内承泣穴；上明穴为经外奇穴，位于目上眶内；三穴均在眼眶周围，符合腧穴主治规律中的"近治作用"，是治疗局部眼睛相关疾病的经验要穴。临床上，靳老取睛明穴、承泣穴、上明穴组成"眼三针"，合而围之，深刺眼周，加强近治作用，力专效宏，共奏调整眼部气血、疏通经络、明目通窍之功。

四、组方变化

内眼疾病，加脑三针、风池穴、养老穴、光明穴；肝肾亏虚配足三针、肝俞穴、肾俞穴；头目昏花、耳鸣耳聋加四神针；脾肾阳虚配脾俞穴、肾俞穴、命门穴；形寒肢冷加灸关元穴、百会穴；心脾两虚配心俞穴、膈俞穴、足三里穴；眩晕、心悸加风池穴、四神针；失眠加定神针、内关穴、三阴交穴；肝郁气滞配太冲穴、肝俞穴；胸胁胀痛加内关穴、期门穴；气血瘀阻配太冲穴、合谷穴。

第八节　耳三针

组穴处方　耳Ⅰ针，耳Ⅱ针，耳Ⅲ针。

一、组穴主治

耳聋、耳鸣、聤耳等耳疾，牙齿痛，周围性面神经炎，三叉神经第三支分布区疼痛。

二、局部解剖与进针精要

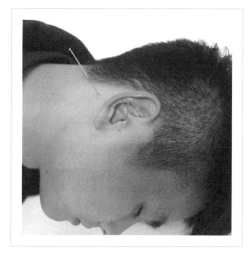

耳三针临床操作图

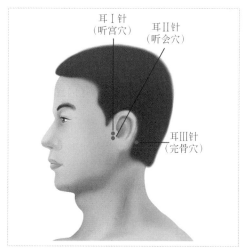

耳三针穴位图

（一）耳Ⅰ针

1.穴位定位

面部，耳屏前方，下颌骨髁状突的后方，张口呈凹陷处，即听宫穴。

2.局部解剖

（1）针刺层次：皮肤—皮下组织—外耳道软骨。

（2）穴区神经、血管：主要有面神经和耳颞神经，及颞浅动脉的分支、颞浅静脉的属支分布。

3.操作方法

令患者张口，缓慢进针，直刺1～1.2寸，以局部酸胀为度，时有针感扩散至耳周，或有骨膜向外鼓胀之感。入针后令患者合上口。

（二）耳Ⅱ针

1.穴位定位

面部，当耳屏间切迹的前方，下颌骨髁状突的后缘，张口呈凹陷处，即听会穴。

2.局部解剖

（1）针刺层次：皮肤—皮下组织—腮腺。

（2）穴区神经、血管：主要有耳大神经和面神经，颞浅动脉耳前支，以及深层的颈外动脉与面后静脉分布。

3.操作方法

令患者张口，缓慢进针，直刺1～1.2寸，局部酸胀为度，时有针感扩散至耳周，或有骨膜向外鼓胀之感。入针后令患者合上口。若可摸及颞浅动脉搏动者，需避开血管。

（三）耳Ⅲ针

1.穴位定位

耳后，当乳突的后下方凹陷处，即完骨穴。

2.局部解剖

（1）针刺层次：皮肤—皮下组织—胸锁乳突肌。

（2）穴区神经、血管：主要有枕小神经本干和耳后动、静脉分支分布。

3.操作方法

向耳内方向缓慢斜刺1 ～ 1.2寸。

三、组方方义

手太阳小肠经上行线从缺盆至目外眦后，转至耳前，与手、足少阳经相交于听宫穴；足少阳胆经"上抵头角，下耳后"，"从耳后入耳中，出走耳前"，环绕耳窍，并在耳前听会穴聚会耳部脉气；足少阳胆经，"从巅至耳上角，从巅入络脑"，与足太阳膀胱经相交于完骨穴。三穴分布在耳廓前后，符合腧穴主治规律中的"近治作用"，是治疗耳疾的经验要穴。临床上，靳老取听宫穴、听会穴、完骨穴组成"耳三针"，合而围之，深刺耳周，加强近治作用，力专效宏，共奏调整耳部气血、疏通经络、聪耳开窍之功。

四、组方变化

耳疾，加颞三针、合谷穴、外关穴、中渚穴；风热侵袭配风池穴、曲池穴、合谷穴；肝火上炎配阳陵泉穴、行间穴、足临泣穴；痰火郁结配丰隆穴、上巨虚穴、内庭穴；肾精亏虚配关元穴、肾俞穴、太溪穴、三阴交穴；脾胃虚弱配气海穴、脾俞穴、足三里穴、隐白穴。

耳源性眩晕，加脑三针、晕痛针、颈三针。

第九节　舌三针

组穴处方 舌Ⅰ针，舌Ⅱ针，舌Ⅲ针。

一、组穴主治

语言功能障碍、暴喑、吞咽功能障碍、流涎。

二、局部解剖与进针精要

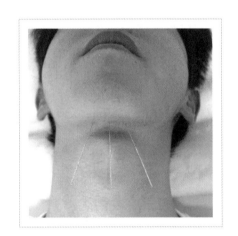

舌三针临床操作图

（一）舌Ⅰ针

1.穴位定位

前正中线上，喉结上方，舌骨体上缘的中点处，即当拇指横纹压住下颌，指尖处。

2.局部解剖

（1）针刺层次：皮肤—皮下组织—左、右二腹肌前腹之间—下颌舌骨肌—颏舌骨肌—颏舌肌。

（2）穴区神经、血管：主要有浅层的颈皮神经的分支，颈前浅静脉和甲状腺上动、静脉，以及深层的舌下神经与舌咽神经的分支分布。

3.操作方法

针尖稍斜向上方刺入0.8～1寸。

（二）舌Ⅱ针，舌Ⅲ针

1.穴位定位

舌Ⅰ针分别向左、右旁开0.8寸（约1指宽）。

2.局部解剖

（1）针刺层次：皮肤—皮下组织—左/右二腹肌前腹—下颌舌骨肌—颏舌骨肌—颏舌肌。

（2）穴区神经、血管：主要有浅层的颈皮神经的分支，颈前浅静脉和甲状腺上动、静脉，以及深层的舌下神经与舌咽神经的分支分布。

3.操作方法

舌Ⅱ针、舌Ⅲ针针尖分别稍斜向上方朝舌Ⅰ针斜刺0.8～1.5寸，使针感向舌根或口腔、颊部放散，患者咽喉部等有发热、麻胀等感觉为佳。

三、组方方义

上廉泉穴，廉泉上半寸处，为经外奇穴，深处正当舌根部，与舌体的运动密切相关；其两侧取穴，是靳老考究《素问·刺疟论》："舌下两脉者，廉泉也"，及《医经理解》："廉泉，舌根下之左右两廉出泉脉也，又曰足少阴舌下各一。则廉泉非一穴也"。认为廉泉穴并非一穴，其两侧也应归属于其组成部分，遂依样取上廉泉穴两翼组成"舌三针"，以齐刺舌根部，加强近治作用，力专效宏，共奏调整舌咽部气血、疏通经络、开窍利咽之功。

四、组方变化

中风后言语功能障碍者，加金津、玉液点刺放血，若以口语表达障碍为主配合优势半球的焦氏头针言语Ⅰ区和言语Ⅱ区，若以听理解障碍为主者配合言语Ⅰ区和言语Ⅲ区，若完全性失语配合言语Ⅰ区～言语Ⅲ区；

中风后吞咽功能障碍者，加风府穴，双侧风池穴、完骨穴、三阴交穴；

流涎，加地仓穴透颊车穴。

第十节 晕痛针

组穴处方 四神针，双太阳穴，印堂穴。

一、组穴主治

眩晕，头痛。

二、局部解剖与进针精要

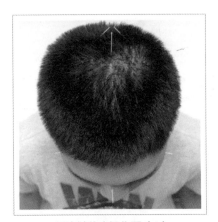

晕痛针临床操作图（1）

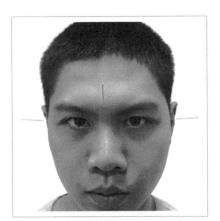

晕痛针临床操作图（2）

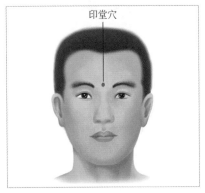

印堂穴穴位图

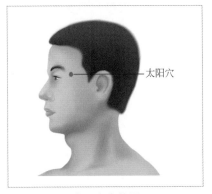

太阳穴穴位图

（一）四神针

1.穴位定位

在头部，百会穴分别向前、后、左、右各旁开1.5寸处，共四穴。

2.局部解剖

（1）针刺层次：皮肤—皮下组织—帽状腱膜—腱膜下疏松结缔组织。

（2）穴区神经、血管：四神Ⅰ针穴下主要有额神经和枕大神经分支和左右颞浅动、静脉吻合网分布。四神Ⅱ针穴下主要有枕大神经分支和左右枕动、静脉吻合网分布。四神Ⅲ针和四神Ⅳ针穴下主要有额神经和枕大神经分支，左/右侧颞浅动、静脉和左/右侧枕动、静脉分布。

3.操作方法

向头皮四周平刺0.8～1寸。如果进针时疼痛特别明显，可能是扎中血管，应将针稍退后，调整方向，继续进针，以酸、麻、胀感为好。出针时，如果出血，应及时按压。

（二）印堂穴

1.穴位定位

在前额部，当两眉头间连线的中间。

2.局部解剖

（1）针刺层次：皮肤—皮下组织—降眉间肌。

（2）穴区神经、血管：主要有滑车上神经（浅层）和面神经颞支（深层），以及滑车上动脉的分支、滑车上静脉的属支与深层的内眦动脉分布。

3.操作方法

沿皮下垂直向下捻转透刺0.5～0.8寸，直达鼻根部，得气后捻针致鼻根部持续性酸胀。有的甚至会引起流泪。

（三）太阳穴

1.穴位定位

颞部，当眉梢与目外眦之间，向后约一横指的凹陷处。

2.局部解剖

（1）针刺层次：皮肤—皮下组织—眼轮匝肌—颞筋膜—颞肌。

（2）穴区神经、血管：主要有浅层的上颌神经颧颞支和颞浅动脉的分支，以及深层的下颌神经肌支与颞浅动脉肌支分布。

3.操作方法

直刺0.8～1寸，针感向眼内或目上放散者为佳。若针下有硬物感，应是到达颞骨，将针提出0.2寸即可，切莫继续深入。

三、组方方义

临床上，靳老考虑眩晕和头痛的发病部位，多与头部有关系，遂根据腧穴的近治作用，在病灶周围，取四神针、印堂穴和太阳穴组成"晕痛针"。其中，四神针位于头顶，以百会穴为中心取穴，当四穴向四周平刺时，刺激面比较广泛；印堂穴，位于前额，两眉间，属督脉，督脉从项后风府入脑，上巅顶，循额；太阳穴为经外奇穴，位于颞侧部，眼旁。诸穴合用，加强近治作用，以调节巅顶、前额、后枕和颞部经气，疏通经络，镇静止痛，通窍止晕。

四、组方变化

巅顶痛，加涌泉穴、太冲穴；偏头痛，加颞三针、风池穴、外关穴、足临泣穴；

前头痛，加阳白穴、合谷穴、内庭穴；

耳源性眩晕，加脑三针、耳三针、颈三针。

第十一节　面瘫针

> **组穴处方**　口面瘫针：翳风穴，颊车穴地仓穴互透，迎香穴。
> 额睑瘫针：阳白穴，太阳穴，四白穴。

一、组穴主治

周围性面神经麻痹。

二、局部解剖与进针精要

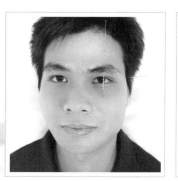

面瘫针临床操作图（1）

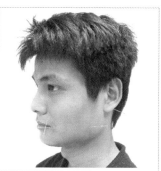

面瘫针临床操作图（2）

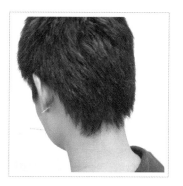

面瘫针临床操作图（3）

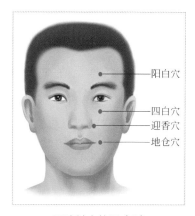

面瘫针穴位图（1）

阳白穴
四白穴
迎香穴
地仓穴

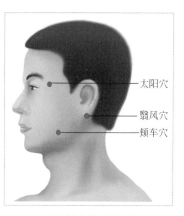

面瘫针穴位图（2）

太阳穴
翳风穴
颊车穴

（一）翳风穴

1.穴位定位

耳后，乳突前下方与下颌骨之间的凹陷处。

2.局部解剖

（1）针刺层次：皮肤—皮下组织—腮腺。
（2）穴区神经、血管：主要有耳大神经和面神经干，及耳后动脉的分支、耳后静脉的属支、颈外浅静脉分布。

3.操作方法

直刺0.5～1寸，以患者出现明显的酸、麻、胀感为度，手法不要过重，以避免加重对面神经的损伤。

（二）颊车穴

1.穴位定位

位于面颊部，下颌角前上方约一横指，按之凹陷处，当咀嚼时咬肌隆起最高点。

2.局部解剖

（1）针刺层次：皮肤—皮下组织—咬肌。
（2）穴区神经、血管：主要有耳大神经的分支、面神经下颌缘支和咬肌神经，及咬肌动、静脉分布。

3.操作方法

向地仓穴平刺0.5～1寸。

（三）地仓穴

1.穴位定位

位于面颊部，口角旁0.4寸，目正视时，上直对瞳孔。

2.局部解剖

（1）针刺层次：皮肤—皮下组织—口轮匝肌—降口角肌或颊肌。

（2）穴区神经、血管：主要有眶下神经和面神经的分支，颊神经末支（深层），及面动、静脉分布。

3.操作方法

向颊车穴平刺0.5～1寸。注意检测地仓穴方向，即看针柄是否与嘴线呈一线。另外，注意颊车穴和地仓穴是相对而透刺，是经典配穴。

（四）迎香穴

1.穴位定位

在鼻翼外缘中点旁，当鼻唇沟中。

2.局部解剖

（1）针刺层次：皮肤—皮下组织—提上唇肌。

（2）穴区神经、血管：主要有面神经和眶下神经的吻合丛，及面动、静脉与眶下动、静脉分布。

3.操作方法

沿鼻唇沟向上斜刺0.3～0.5寸。

（五）阳白穴

1.穴位定位

在前额部，目正视，瞳孔直上，当眉上1寸。

2.局部解剖

（1）针刺层次：皮肤—皮下组织—枕额肌额腹。

（2）穴区神经、血管：主要有额神经外侧支和眶上动脉的分支与眶上静脉的属支分布。

3.操作方法

提捏局部皮肤，从上垂直向下平刺0.3～0.5寸，透鱼腰。由于额前表皮的血管很丰富，针刺时容易引起皮下出血，行针或出针时出现这种情况，要及时处理。

（六）太阳穴

1.穴位定位

颞部，当眉梢与目外眦之间，向后约一横指的凹陷处。

2.局部解剖

（1）针刺层次：皮肤—皮下组织—眼轮匝肌—颞筋膜—颞肌。

（2）穴区神经、血管：主要有浅层的上颌神经颧颞支和颞浅动脉的分支，以及深层的下颌神经肌支与颞浅动脉肌支分布。

3.操作方法

向眼内方向直刺0.8寸左右。

（七）四白穴

1.穴位定位

面颊部，目正视，瞳孔直下，当眶下孔凹陷处。

2.局部解剖

（1）针刺层次：皮肤—皮下组织—眼轮匝肌和提上唇肌—眶下孔或上颌骨。

（2）穴区神经、血管：主要有眶下神经的分支，面神经颧支，面动脉的分支，面静脉的属支，及眶下动脉的分支和眶下静脉的属支分布。

3.操作方法

向下斜刺0.8～1寸。

三、组方方义

"面瘫针"，顾名思义，是针对面部表情肌瘫痪进行选穴组方。面瘫针包括口面瘫针和额睑瘫针两个穴组。其中，口面瘫针主要针对面神经麻痹后鼻唇沟变浅、口角㖞斜等口面部症状和体征，靳老根据就近原则，在局部病灶选穴，取口周颊车穴地仓穴互透和鼻周迎香穴斜刺，以调整面颊部气血、疏通经络、开关利窍；另考虑面瘫多为风邪作祟，和面神经在面颊部的出口位置，取手少阳三焦经的翳风穴，疏风通络。额睑瘫针主要针对额纹消失、蹙眉不能、眼睑闭合不全等症状和体征，靳老根据病灶局部选穴组方，取前额阳白穴、颞部太阳穴和眼睑下四白穴合而围之，加强近治作用，共奏疏通经络、清利头目、开关利窍之功。

四、组方变化

周围性面瘫，加牵正穴、双侧合谷穴（泻健侧，补患侧）；抬眉困难加攒竹穴、丝竹空穴；迎风流泪加承泣穴；听觉过敏加耳门穴透听宫穴、听会穴透翳风穴；人中沟歪斜加水沟穴；颏唇沟歪斜加承浆穴；风寒外袭加风池穴、外关穴；风热外袭加曲池穴、大椎穴；气血不足加足三里穴、三阴交穴。

第十二节　叉三针

组穴处方　太阳穴，下关穴，阿是穴。

一、组穴主治

三叉神经痛。

二、局部解剖与进针精要

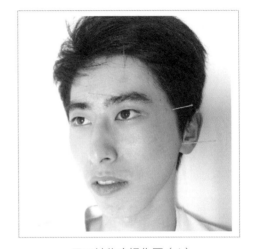

叉三针临床操作图（1）

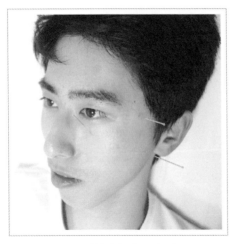

叉三针临床操作图（2）

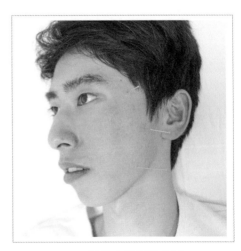

叉三针临床操作图（3）

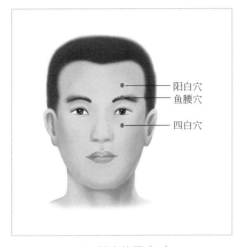

阳白穴
鱼腰穴

四白穴

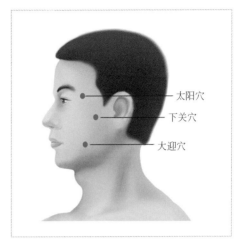

太阳穴

下关穴

大迎穴

叉三针穴位图（1）　　　　　　　叉三针穴位图（2）

（一）太阳穴

1.穴位定位

颞部，当眉梢与目外眦之间，向后约一横指的凹陷处。

2.局部解剖

（1）针刺层次：皮肤—皮下组织—眼轮匝肌—颞筋膜—颞肌。

（2）穴区神经、血管：主要有浅层的上颌神经颧颞支和颞浅动脉的分支，以及深层的下颌神经肌支与颞浅动脉肌支分布。

3.操作方法

直刺0.8～1寸，针感向眼内或目上放散者为佳。若针下有硬物感，应是到达颞骨，将针提出0.2寸即可，切莫继续深入。

（二）下关穴

1.穴位定位

闭口，面部，耳前方，当颧弓下缘与下颌切迹之间的凹陷中。

2.局部解剖

（1）针刺层次：皮肤—皮下组织—腮腺—咬肌—颞肌与下颌骨髁状突之间—翼外肌。

（2）穴区神经、血管：主要有面神经颧支、下颌神经及其耳颞神经分支，及面横动、静脉和深层的上颌动、静脉。

3.操作方法

直刺1～1.2寸，以麻、胀感为佳。留针时，嘱患者不做张口动作，避免折针。

（三）阿是穴

※ **阳白穴**

1.穴位定位

在前额部，目正视，瞳孔直上，当眉上1寸。

2.局部解剖

（1）针刺层次：皮肤—皮下组织—枕额肌额腹。

（2）穴区神经、血管：主要有额神经外侧支和眶上动脉的分支与眶上静脉的属支分布。

3.操作方法

提捏局部皮肤，从上垂直向下平刺0.3～0.5寸，透鱼腰穴。由于额前表皮的血管很丰富，针刺时容易引起皮下出血，行针或出针时出现这种情况，要及时处理。

※ **鱼腰穴**

1.穴位定位

额部，瞳孔直上，眉毛正中。

2.局部解剖

（1）针刺层次：皮肤—皮下组织—眼轮匝肌。

（2）穴区神经、血管：主要有浅层的眶上神经和深层的面神经颞支及额动脉分布。

3.操作方法

鱼腰穴向阳白穴平刺0.3 ～ 0.5寸，与阳白穴形成互相透刺，也可以向丝竹空穴方向透刺。

※ 四白穴

1.穴位定位

面颊部，目正视，瞳孔直下，当眶下孔凹陷处。

2.局部解剖

（1）针刺层次：皮肤—皮下组织—眼轮匝肌和提上唇肌—眶下孔或上颌骨。

（2）穴区神经、血管：主要有眶下神经的分支，面神经颧支，面动脉的分支，面静脉的属支，及眶下动脉的分支和眶下静脉的属支分布。

3.操作方法

向下斜刺0.8 ～ 1寸。

※ 大迎穴

1.穴位定位

下颌角前方，咬肌附着部的前缘，当面动脉搏动处；或闭口鼓气时，下颌角前下方出现的沟形凹陷中。

2.局部解剖

（1）针刺层次：皮肤—皮下组织—降口角肌或咬肌。

（2）穴区神经、血管：主要有面神经分支和颊神经，及面动、静脉分布。

3.操作方法

向口角方向平刺1～1.2寸。

三、组方方义

"叉三针",顾名思义,针对三叉神经痛而选穴组方。三叉神经痛是指以三叉神经感觉根分布区疼痛为主要症状的疾患。三叉神经分为眼神经、上颌神经和下颌神经三支,其中眼神经感觉根分布区在额顶部、上睑和鼻背,上颌神经感觉根分布区在下睑、鼻翼和上唇睑裂间的面部皮肤,下颌神经感觉根分布区在耳颞区和口裂以下的面部皮肤。靳老选太阳穴和下关穴为固定穴,考虑太阳穴在颞部,皮下有上颌神经分支,下关穴在耳前颞部,皮下有下颌神经干及其分支,以近治近。此外,阿是穴是根据三叉神经痛具体的病变分支,随症选取。一般根据局部病灶选穴,针对眼神经感觉根分布区,选阳白穴、鱼腰穴;针对上颌神经感觉根分布区,选四白穴;针对下颌神经感觉根分布区,选大迎穴。

四、组方变化

三叉神经痛眼支(第一支)分布区可加丝竹空穴;上颌支(第二支)分布区可加迎香穴、颧髎穴;下颌支(第三支)分布区可加颊车穴、承浆穴;风寒型配风池穴、外关穴;风热型配曲池穴、外关穴;气滞血瘀型配血海穴、内关穴、三阴交穴、太冲穴;肝胃郁热型配阳陵泉穴、上巨虚穴、行间穴、内庭穴。

第十三节 面肌针

组穴处方 | 眼肌痉挛：四白穴，阿是穴。
口肌痉挛：迎香穴，口禾髎穴，地仓穴。

一、组穴主治

面肌痉挛。

二、局部解剖与进针精要

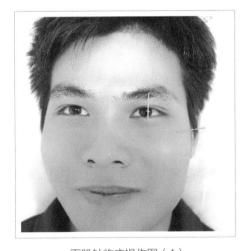

面肌针临床操作图（1）

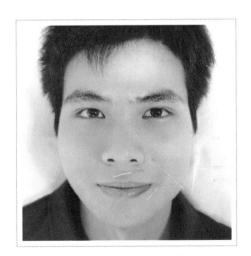

面肌针临床操作图（2）

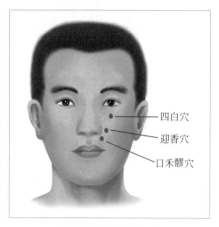

面肌针穴位图（1）

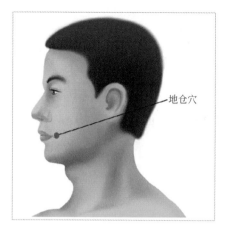

面肌针穴位图（2）

（一）四白穴

1.穴位定位

面颊部，目正视，瞳孔直下，当眶下孔凹陷处。

2.局部**解剖**

（1）针刺层次：皮肤—皮下组织—眼轮匝肌和提上唇肌—眶下孔或上颌骨。

（2）穴区神经、血管：主要有眶下神经的分支，面神经颧支，面动脉的分支，面静脉的属支，及眶下动脉的分支和眶下静脉的属支分布。

3.操作方法

向下斜刺0.8～1寸。

（二）阿是穴

1.穴位定位

眼睑跳动处，下眼睑多见。

2.局部**解剖**

（1）针刺层次：皮肤—皮下组织—眼轮匝肌。

（2）穴区神经、血管：上眼睑主要有眶上神经（浅层）和面神经颞支（深层）及额动脉分布；下眼睑主要有眶下神经和面神经分支，动眼神经下支的肌支，及眶下动、静脉的分支和眼动、静脉的分支分布。

3.操作方法

沿皮下向鼻部斜刺0.5寸。切忌向上斜刺，恐刺入眶内，伤及眼球。

（三）迎香穴

1.穴位定位

在鼻翼外缘中点旁，当鼻唇沟中。

2.局部解剖

（1）针刺层次：皮肤—皮下组织—提上唇肌。

（2）穴区神经、血管：主要有面神经和眶下神经的吻合丛，及面动、静脉与眶下动、静脉分布。

3.操作方法

沿鼻唇沟向上斜刺0.3～0.5寸，或向外斜刺0.5～0.8寸。

（四）口禾髎穴

1.穴位定位

上唇部，鼻孔外缘直下，平水沟穴。

2.局部解剖

（1）针刺层次：皮肤—皮下组织—上唇方肌。

（2）穴区神经、血管：有面神经和三叉神经第2支下支的吻合丛，及面动、静脉的上唇支分布。

3.操作方法

直刺0.3～0.5寸，或向外斜刺0.5～0.8寸。

（五）地仓穴

1.穴位定位

位于面颊部，口角旁0.4寸，目正视时，上直对瞳孔。

2.局部解剖

（1）针刺层次：皮肤—皮下组织—口轮匝肌—降口角肌或颊肌。
（2）穴区神经、血管：主要有眶下神经和面神经的分支，颊神经末支（深层），及面动、静脉分布。

3.操作方法

向颊车穴平刺0.5～1寸。注意检测地仓穴方向，即看针柄是否与嘴线呈一线。

三、组方方义

"面肌针"，顾名思义是针对面肌痉挛进行选穴组方。面肌痉挛分为眼肌痉挛和口肌痉挛。靳老根据以近治近的原则，在局部病灶周围选穴，其中眼肌痉挛，以目下四白穴为固定穴，配合眼睑跳动剧烈处的阿是穴，口肌痉挛以迎香穴、口禾髎穴和地仓穴围刺口周，两组组方充分增强腧穴的近治作用，力专效宏，共奏调节面部气血、疏通经络之功。注意，针对面部肌肉痉挛，切不可行电针，针刺以浅刺、平刺为主，部分组穴可行灸法。

四、组方变化

眼肌痉挛可加攒竹穴、太阳穴、合谷穴；
口肌痉挛可加颊车穴、下关穴、翳风穴。

第十四节　突三针

组穴处方　天突穴，水突穴，扶突穴。

一、组穴主治

甲状腺功能亢进、甲状腺功能减退等甲状腺疾病。

二、局部解剖与进针精要

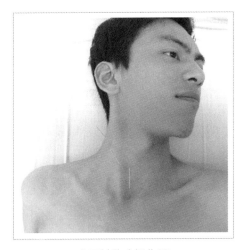

突三针临床操作图

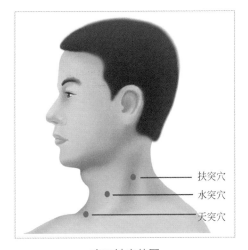

突三针穴位图

扶突穴
水突穴
天突穴

（一）天突穴

1.穴位定位

胸骨上窝中央。

2.局部解剖

（1）针刺层次：皮肤—皮下组织—左、右胸锁乳突肌之间—颈静脉切迹上方—左、右胸骨甲状肌之间—气管前间隙。

（2）穴区神经、血管：有锁骨上神经前支，颈静脉弓和甲状腺下动脉分支（皮下），及无名静脉和主动脉弓（胸骨柄后方）分布。

3.操作方法

沿胸骨上缘直刺0.2～0.3寸，然后向下斜刺约0.8寸。必须严格掌握针刺的角度和深度，以防刺伤肺和有关动、静脉。

（二）水突穴

1.穴位定位

颈部，胸锁乳突肌的前缘，当人迎穴（喉结旁，胸锁乳突肌的前缘，颈总动脉搏动处）与气舍穴（在锁骨内侧端的上缘，胸锁乳突肌的胸骨头与锁骨头之间，人迎穴直下）连线的中点。

2.局部解剖

（1）针刺层次：皮肤—皮下组织—胸锁乳突肌前缘。

（2）穴区神经、血管：有颈皮神经，交感神经的心上神经分支和交感干（深层），及颈总动脉分布。

3.操作方法

向甲状腺方向沿皮平刺1寸许。

（三）扶突穴

1.穴位定位

颈外侧部，喉结旁，当胸锁乳突肌前、后缘之间。

2.局部解剖

（1）针刺层次：皮肤—皮下组织—胸锁乳突肌。

（2）穴区神经、血管：有耳大神经、颈横神经、枕小神经和副神经，及颈总动脉分布。

3.操作方法

向甲状腺方向沿皮平刺1寸许。注意避开颈动脉，不可深刺。一般不用电针，以免刺激迷走神经。

三、组方方义

"突三针"，顾名思义，针对甲状腺疾病而选穴组方。临床上，靳老认为甲状腺疾病，多与肝气郁结，阳明火盛有关，在考虑以近治近，在局部病灶的阳明经选穴之外，还结合中医经络理论中"以突治突"的思想，取天突穴、水突穴、扶突穴组成"突三针"，协同增效，以行气活血、开郁散结。

四、组方变化

甲状腺疾病，加合谷穴、足三里穴；肝气郁结，加太冲穴、风池穴；阴虚火盛，加太溪穴、内关穴。

第十五节　手三针

组穴处方　曲池穴，外关穴，合谷穴。

一、组穴主治

上肢运动、感觉障碍，外感表证，网球肘等邻近关节和软组织疾病。

二、局部解剖与进针精要

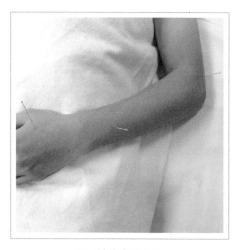

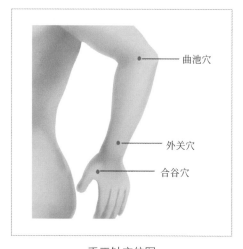

手三针临床操作图　　　　　　　　　手三针穴位图

（一）曲池穴

1.穴位定位

屈肘成直角，在肘横纹外侧端与肱骨外上髁连线中点；完全屈肘时，当肘横纹外侧端处。

2.局部解剖

（1）针刺层次：皮肤—皮下组织—桡侧腕长、短伸肌—肱桡肌—肱肌。

（2）穴区神经、血管：有前臂背侧皮神经和桡神经本干（深层），及桡返动脉分布。

3.操作方法

直刺1～1.2寸。

（二）外关穴

1.穴位定位

前臂背侧，当阳池穴（腕背横纹中，指总伸肌腱尺侧缘凹陷中）与肘尖的连线上，腕背横纹上2寸，尺骨与桡骨之间。

2.局部解剖

（1）针刺层次：皮肤—皮下组织—指伸肌和小指伸肌—拇长伸肌和示指伸肌。

（2）穴区神经、血管：有前臂背侧皮神经和深层的前臂骨间背侧神经、掌侧神经，及深层的前臂骨间背侧动脉与掌侧动、静脉分布。

3.操作方法

直刺1.0寸许。

（三）合谷穴

1.穴位定位

手背部，第1、2掌骨间，当第2掌骨桡侧的中点处。

2.局部解剖

（1）针刺层次：皮肤—皮下组织—第1骨间背侧肌—拇收肌。

（2）穴区神经、血管：有桡神经浅支的掌背侧神经和正中神经的指掌侧固有神经（深层），及手背静脉网和桡动脉分布。

3.操作方法

直刺或朝劳宫穴透刺1.0～1.5寸。孕妇禁针。

三、组方方义

曲池穴和合谷穴都属于手阳明大肠经。阳明经多气多血，主润宗筋。其中曲池为合穴，乃阳明经经气充盛且准备入合于脏腑处；合谷为原穴，乃阳明经原气输注、经过和留止于上肢外侧前缘处；外关穴，为手少阳三焦经络穴，内通手厥阴心包经，为八脉交会穴之一，通阳维，阳维脉维系诸阳经，阳主动。临床上，靳老取前臂曲池穴、外关穴和合谷穴组成"手三针"，是根据"经脉所过，主治所及"，将远近穴位结合，以益气活血，通经活络，清热解表。

四、组方变化

上肢中枢运动功能障碍，加肩三针、八邪穴；

帕金森病，加颤三针、颞三针、手三针、足三针、阳陵泉穴、悬钟穴；

外感表证，加肺三针、大椎穴，前额痛加印堂穴，侧头痛加太阳穴，鼻塞加鼻三针。

第十六节　手智针

组穴处方　内关穴，神门穴，劳宫穴。

一、组穴主治

儿童多动症，精神发育迟滞，癫痫，失眠，胸痛，手腕疾病。

二、局部解剖与进针精要

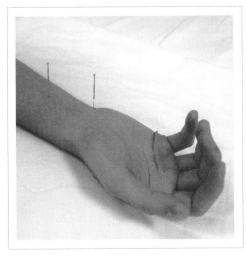

手智针临床操作图

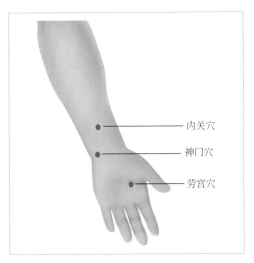

内关穴
神门穴
劳宫穴

手智针穴位图

（一）内关穴

1.穴位定位

曲泽穴（肘横纹中，肱二头肌腱尺侧缘）与大陵穴（腕横纹中央，掌长肌腱与桡侧腕屈肌腱之间）的连线上，腕横纹上2寸，掌长肌腱与桡侧腕屈肌腱之间。

2.局部解剖

（1）针刺层次：皮肤—皮下组织—掌长肌腱与桡侧腕屈肌腱之间—指浅屈肌—指深屈肌—旋前方肌。

（2）穴区神经、血管：有前臂内、外侧皮神经、正中神经和前臂掌侧骨间神经（深层），及前臂正中动、静脉与深层的前臂掌侧骨间动、静脉分布。

3.操作方法

直刺0.5～1寸，有向指端放射的触电感为佳。

（二）神门穴

1.穴位定位

掌侧腕横纹尺侧端，尺侧腕屈肌腱的桡侧凹陷处。

2.局部解剖

（1）针刺层次：皮肤—皮下组织—尺侧腕屈肌腱—指深屈肌。
（2）穴区神经、血管：有前臂内侧皮神经和尺神经，及尺动脉分布。

3.操作方法

直刺0.5寸许。

（三）劳宫穴

1.穴位定位

在掌心，当第2、3掌骨之间偏于第3掌骨，握拳屈指时中指尖处。

2.局部解剖

（1）针刺层次：皮肤—皮下组织—掌腱膜—示指与中指的指浅、深屈肌腱之间—第2蚓状肌。

（2）穴区神经、血管：有正中神经的第2指掌侧总神经和第1指掌侧总动脉分布。

3.操作方法

直刺0.5寸许。

三、组方方义

治疗精神神志疾病，不仅仅要从脑入手，还要根据中医基础理论，考虑心与心包，毕竟心藏神，心包代心受邪。遂靳老在临床上，从心经和心包经选取内关穴、神门穴、劳宫穴组成"手智针"。内关穴属于手厥阴心包经，为八脉交会穴之一，通阴维，阴维维系诸阴，阴主静，遂善于宁心安神；劳宫也属于手厥阴心包经，为心包经荥穴，荥主身热，遂善于清心泄热；神门属于手少阴心经，为心经原穴，是心经原气输注、经过和留止于上肢内侧中间处，遂善于调理心神。三穴协同增效，通心经、心包经之气血，以镇静安神。

四、组方变化

儿童多动症，加定神针、颞三针、智三针、四神针、足智针；

孤独症，配合颞三针、四神针、智三针、脑三针、颞上三针、舌三针、启闭针、足智针，组成自闭九项；

精神发育迟滞，加智三针、定神针、四神针、颞三针、脑三针、足智针；

癫痫，加四神针、申脉穴、照海穴；失眠多梦，加四神针。

第十七节　肩三针

组穴处方　肩Ⅰ针，肩Ⅱ针，肩Ⅲ针。

一、组穴主治

肩周炎、肩手综合征等肩周疾病导致的肩痛、上肢瘫痪。

二、局部解剖与进针精要

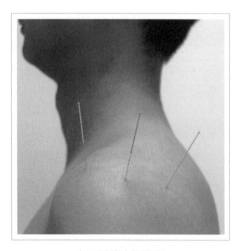

肩三针临床操作图

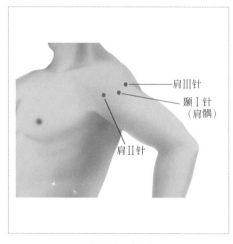

肩三针穴位图

（一）肩Ⅰ针

1.穴位定位

肩峰端下缘，三角肌上部中央，当肩峰端与肱骨大结节之间。即臂外展或平举时，肩峰前下方凹陷处。

2.局部解剖

（1）针刺层次：皮肤—皮下组织—三角肌—三角肌下囊—冈上肌腱。

（2）穴区神经、血管：有锁骨上神经、腋神经和旋肱后动、静脉分布。

3.操作方法

向肩关节方向刺入0.8～1.5寸，多用于肩周疾病；或向三角肌方向刺入0.8～1.5寸，多用于上肢瘫痪。

（二）肩Ⅱ针

1.穴位定位

肩Ⅰ针向前旁开约2寸凹陷处。

2.局部解剖

（1）针刺层次：皮肤—皮下组织—肱二头肌、喙肱肌。

（2）穴区神经、血管：有浅层锁骨上神经外侧支，深层的腋神经和肌皮神经，及深层胸肩峰动脉分布。

3.操作方法

向肩关节方向刺入0.8～1.5寸，多用于肩周疾病；或向肱二头肌长头腱方向刺入0.8～1.5寸，多用于上肢瘫痪。

（三）肩Ⅲ针

1.穴位定位

肩Ⅰ针向后旁开约2寸凹陷处。

2.局部解剖

（1）针刺层次：皮肤—皮下组织—三角肌—小圆肌—大圆肌—背阔肌腱。

（2）穴区神经、血管：有腋神经肌支和旋肱后动脉分布。

3.操作方法

向肩关节方向刺入0.8～1.5寸，多用于肩周疾病；或向三角肌方向刺入0.8～1.5寸，多用于上肢瘫痪。

三、组方方义

临床上，靳老考虑肩髃穴是手阳明大肠经与阳跷脉交会穴，阳跷脉主司运动，阳明经筋结于肩部，可以以肩髃为主穴，另根据肩关节周围肌肉分布及其附着点、肩周炎常见痛点，在肩关节囊前、后方分别取肩Ⅱ针、肩Ⅲ针，组成了"肩三针"。"肩三针"三穴合用包绕了肩关节的外侧区，属于根据病灶周围取穴，以近治近，协同增效，共奏调节肩部气血、通经活络之功。

四、组方变化

上肢中枢运动功能障碍，加手三针、八邪穴；
肩周炎，加手三里穴、外关穴、天宗穴、阿是穴。

第十八节　颈三针

组穴处方　天柱穴，百劳穴，大杼穴。

一、组穴主治

颈椎病。

二、局部解剖与进针精要

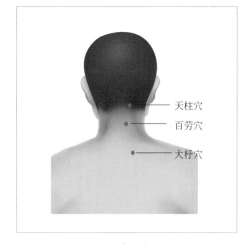

颈三针穴位图

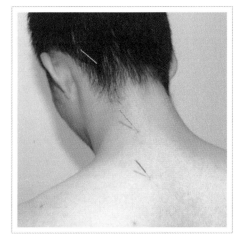

颈三针临床操作图（1）

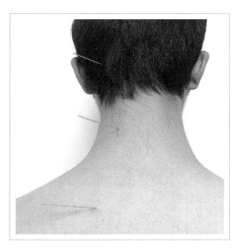

颈三针临床操作图（2）

（一）天柱穴

1.穴位定位

项部，斜方肌外侧凹陷处，在后发际正中直上0.5寸，旁开1.3寸，平哑门穴。

2.局部解剖

（1）针刺层次：皮肤—皮下组织—斜方肌—头夹肌—头半棘肌—头后大直肌。

（2）穴区神经、血管：有枕大神经干和枕动、静脉干分布。

3.操作方法

直刺或斜刺0.5～1寸。不可向内上方深刺，以免伤及延髓。

（二）百劳穴

1.穴位定位

项部，当大椎穴直上2寸（约第5/第6颈椎水平），后正中线旁开1寸。

2.局部解剖

（1）针刺层次：皮肤—皮下组织—斜方肌—上后锯肌—头颈夹肌—头半棘肌—多裂肌。

（2）穴区神经、血管：有第4、5颈神经后支，副神经，枕动、静脉和椎动、静脉分布。

3.操作方法

直刺或向内斜刺0.5～1.0寸。

（三）大杼穴

1.穴位定位

背部，当第1胸椎棘突下，后正中线旁开1.5寸。

2.局部解剖

（1）针刺层次：皮肤—皮下组织—斜方肌—菱形肌—上后锯肌—颈夹肌—竖脊肌。

（2）穴区神经、血管：有第1、2胸神经后支的内侧皮支（浅层）和第1、2胸神经后支的肌支（深层），以及第1肋间动、静脉的分支分布。

3.操作方法

向脊柱方向斜刺0.5～1寸。不宜深刺，以免伤及内部重要脏器。

三、组方方义

天柱穴属于足太阳膀胱经经穴，约相当于第2颈椎上缘；百劳穴为经外奇穴，约相当于第5/第6颈椎水平；大杼穴属于足太阳膀胱经经穴，位于第1胸椎水平；三穴分别位于颈椎上、中、下三部，合而组方，属于病灶周围组方配穴，以近治近，协同增效，共奏调节颈项部气血、通经活络之功。

四、组方变化

神经根型颈椎病者，若有上肢外侧前缘疼痛，加曲池穴，有上肢外侧正中疼痛，加外关穴，有上肢外侧后缘疼痛，加后溪穴；

颈源性眩晕，加晕痛针、脑三针和耳三针；

颈肩综合征，加肩贞穴、巨骨穴、肩井穴、天宗穴、背三针；

落枕，加落枕穴、手三里穴。

第十九节　背三针

组穴处方 大杼穴，风门穴，肺俞穴。

一、组穴主治

哮喘、支气管炎、过敏性鼻炎等肺系疾病，胸背痛。

二、局部解剖与进针精要

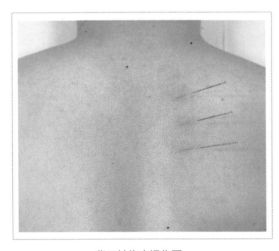

背三针临床操作图

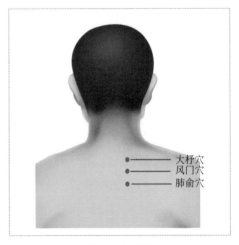

背三针穴位图

（一）大杼穴

1.穴位定位

背部，当第1胸椎棘突下，旁开1.5寸。

2.局部解剖

（1）针刺层次：皮肤—皮下组织—斜方肌—菱形肌—上后锯肌—颈夹肌—胸腰筋膜浅层—竖脊肌。

（2）穴区神经、血管：主要有第1、2胸神经后支的内侧皮支（浅层）和第1、2胸神经后支的肌支（深层），以及第1肋间动、静脉的分支分布。

3.操作方法

向脊柱方向斜刺0.5～0.1寸。不宜深刺，以免伤及内部重要脏器。

（二）风门穴

1.穴位定位

背部，当第2胸椎棘突下，旁开1.5寸。

2.局部解剖

（1）针刺层次：皮肤—皮下组织—斜方肌—菱形肌—上后锯肌—颈夹肌—胸腰筋膜浅层—竖脊肌。

（2）穴区神经、血管：有第2、3胸神经后支的内侧皮支（浅层）和第2、3胸神经后支的肌支（深层），以及第2肋间动、静脉的分支分布。

3.操作方法

向脊柱方向斜刺0.5～1寸。不宜深刺，以免伤及内部重要脏器。

（三）肺俞穴

1.穴位定位

背部，当第3胸椎棘突下，旁开1.5寸。

2.局部解剖

（1）针刺层次：皮肤—皮下组织—斜方肌—菱形肌—上后锯肌—胸腰筋膜浅层—竖脊肌。

（2）穴区神经、血管：有第3、4胸神经后支的内侧皮支（浅层）和第3胸神经后支的肌支（深层），以及第3肋间动、静脉的分支分布。

3.操作方法

向脊柱方向斜刺0.5～0.1寸。不宜深刺，以免伤及内部重要脏器。

三、组方方义

足太阳膀胱经主一身之表，其循行经过背部、脊柱两旁，背俞穴分布于此，可调节脏腑功能。遂临床上，靳老根据腧穴的主治规律，在考虑特定穴的特殊性能和治疗作用的基础上，局部病灶周围取穴，以近治近，取大杼穴、风门穴和肺俞穴组成"背三针"。其中，大杼穴为手足太阳经交会穴；风门穴为足太阳与督脉的交会穴，风邪侵入机体之门户；肺俞穴为背俞穴之一，是主气、司呼吸的肺脏精气输注于背部处。三穴合用，协同增效，既可以疏风解表、益气补肺，治疗肺系疾病，又可以行气活血止痛，治疗胸背疼痛。另外，从解剖角度分析，三穴均位于上背部，比邻胸交感神经节的肺丛，可调节支气管和肺脏的功能。

四、组方变化

鼻炎，加鼻三针；

外感表证，加手三针、大椎穴，前额痛加印堂穴，侧头痛加太阳穴，鼻塞加鼻三针；

胸背痛，加胸段夹脊穴。

第二十节　腰三针

组穴处方　肾俞穴，大肠俞穴，委中穴。

一、组穴主治

　　腰肌劳损、腰椎间盘突出症等所致的腰背痛，性功能障碍，遗精，阳痿，早泄，月经不调。

二、局部解剖与进针精要

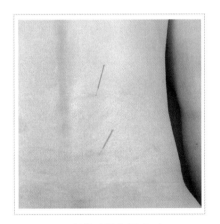

腰三针临床操作图（1）

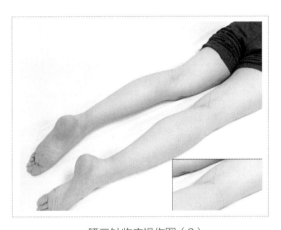

腰三针临床操作图（2）

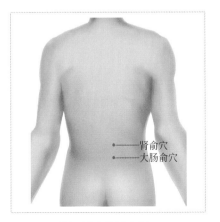

腰三针穴位图（1）

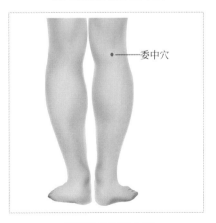

腰三针穴位图（2）

（一）肾俞穴

1.穴位定位

腰部，当第2腰椎棘突下，旁开1.5寸。

2.局部解剖

（1）针刺层次：皮肤—皮下组织—背阔肌腱膜和胸腰筋膜浅层—竖脊肌。

（2）穴区神经、血管：有第2、3腰神经后支的外侧支（浅层）和第2、3腰神经后支的肌支（深层），及第2腰动、静脉的分支分布。

3.操作方法

直刺1～1.5寸。

（二）大肠俞穴

1.穴位定位

腰部，当第4腰椎棘突下，旁开1.5寸。

2.局部解剖

（1）针刺层次：皮肤—皮下组织—背阔肌腱膜和胸腰筋膜浅层—竖脊肌。

（2）穴区神经、血管：有第3、4腰神经后支的皮支（浅层）和第3、4腰神经后支的肌支（深层），及第3腰动、静脉后支分布。

3.操作方法

直刺1～1.5寸。

（三）委中穴

1.穴位定位

腘横纹中点，当股二头肌肌腱与半腱肌肌腱的中间。

2.局部解剖

（1）针刺层次：皮肤—皮下组织—腓肠肌内、外侧头之间—腘窝内脂肪。

（2）穴区神经、血管：浅层有股后皮神经和股腘静脉，深层有胫神经干、腘动、静脉分布。

3.操作方法

直刺 1 ～ 1.5 寸。

三、组方方义

临床上，靳老根据腧穴的主治规律，在考虑特定穴的特殊性能和治疗作用的基础上，以局部病灶周围取穴，以近治近，结合经脉循行，循经远治，以肾俞穴、大肠俞穴和委中穴，组成"腰三针"。肾俞穴属于足太阳膀胱经，穴在腰近肾脏，是背俞穴之一，为藏精主生殖的肾气输注于背部之处；大肠俞穴同为足太阳膀胱经经穴，穴在肾俞穴下方，傍刺可协同增效，同时也是背俞穴之一，为调节水液代谢的大肠气输于背部之处；委中穴是膀胱经从腰中，下挟脊，贯臀，入腘中时流注之处，为足太阳膀胱经合穴、下合穴，合治内腑，遂前人对其作用以"腰背委中求"来概括。三穴合用，力专效宏，既可以益气补肾、利湿通淋等，治疗肾系疾病，又可以行气活血止痛，治疗腰背腿痛。

四、组方变化

腰背痛，加腰背段夹脊穴，有骶段痛者，加十七椎穴、八髎穴、秩边穴；有根性坐骨神经痛者，加坐骨针；

腰段脊髓损伤加腰背段夹脊穴、股三针、膝三针和足三针；有二便功能障碍者，加八髎穴。

第二十一节　坐骨针

组穴处方　坐骨点，委中穴，昆仑穴。

一、组穴主治

坐骨神经痛。

二、局部解剖与进针精要

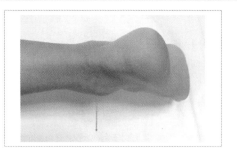

坐骨针临床操作图（3）

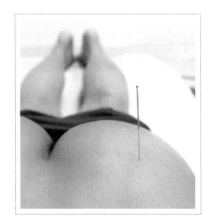

坐骨针临床操作图（1）

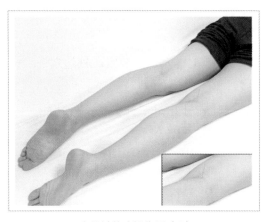

坐骨针临床操作图（2）

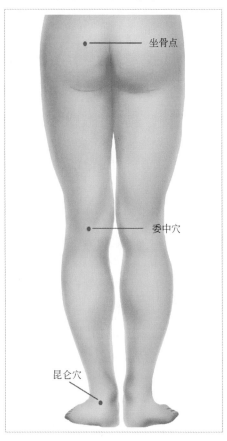

坐骨针穴位图

坐骨点

委中穴

昆仑穴

（一）坐骨点

1.穴位定位

俯卧位，臀沟尽头，后正中线旁开3寸处。

2.局部解剖

（1）针刺层次：皮肤—皮下组织—臀大肌—上孖肌、闭孔内肌和下孖肌。

（2）穴区神经、血管：有浅层的臀下皮神经、臀下神经和深层的坐骨神经，及臀下动、静脉分布。

3.操作方法

直刺2寸许，患者有麻电感向足趾传导时即可停止。

（二）委中穴

1.穴位定位

腘横纹中点，当股二头肌肌腱与半腱肌肌腱的中间。

2.局部解剖

（1）针刺层次：皮肤—皮下组织—腓肠肌内、外侧头之间—腘窝内脂肪。

（2）穴区神经、血管：主要浅层有股后皮神经和股腘静脉，深层有胫神经干、腘动、静脉分布。

3.操作方法

直刺1～1.5寸。

（三）昆仑穴

1.穴位定位

当外踝尖与跟腱之间的凹陷处。

2.局部解剖

（1）针刺层次：皮肤—皮下组织—疏松结缔组织。

（2）穴区神经、血管：有腓肠神经，小隐静脉和外踝后动、静脉分布。

3.操作方法

直刺0.5～0.8寸。孕妇禁针，经期慎用。

三、组方方义

"坐骨针"，顾名思义，针对坐骨神经痛而选穴组方。临床上，靳老以病灶周围取穴，以近治近为主要原则，结合经络循行配穴，取坐骨点、委中穴、昆仑穴组成"坐骨针"。其中，"坐骨点"在臀部，为经验穴，是靳老在解剖尸体中发现其下正当坐骨神经通过，故取之替代环跳穴；委中穴为足太阳膀胱经合穴，是膀胱经从腰中，下挟脊，贯臀，入腘中处；昆仑穴为足太阳膀胱经经穴，是膀胱经支者合腘中后，下贯踹内，出外踝处。三穴分布于坐骨神经疼痛常见区域，合之成方，可以加强行气活血、舒筋通络、散瘀止痛之功。

四、组方变化

坐骨神经痛沿大腿后正中放射，加承扶穴、殷门穴、承山穴；沿大腿外侧放射，加风市穴、阳陵泉穴、悬钟穴。

根性坐骨神经痛，加腰三针、腰段夹脊穴。

第二十二节　膝三针

组穴处方 梁丘穴，血海穴，膝眼穴。

一、组穴主治

膝关节疾病导致的膝关节疼痛、肿胀或无力。

二、局部解剖与进针精要

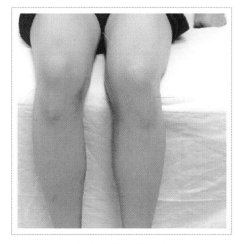

膝三针临床操作图

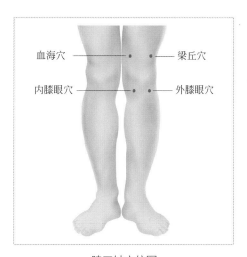

膝三针穴位图

（一）梁丘穴

1.穴位定位

屈膝，在大腿前面，当髂前上棘与髌底外侧端连线上，髌底外侧端上2寸。

2.局部解剖

（1）针刺层次：皮肤—皮下组织—股直肌腱和股外侧肌之间—股中间肌腱。

（2）穴区神经、血管：有股前皮神经和股外侧皮神经，及旋股外侧动脉降支分布。

3.操作方法

直刺1～1.2寸。

（二）血海穴

1.穴位定位

屈膝，在大腿内侧，髌底内侧端上2寸，股四头肌内侧头的隆起处。

2.局部解剖

（1）针刺层次：皮肤—皮下组织—股内侧肌。

（2）穴区神经、血管：有股前皮神经和股神经肌支，及股动、静脉肌支分布。

3.操作方法

直刺1～1.2寸。

（三）膝眼穴

1.穴位定位

屈膝，在髌韧带两侧凹陷处，分为内、外膝眼，共两穴。

2.局部解剖

（1）针刺层次：皮肤—皮下组织—髌韧带与髌外侧支持带/髌内侧支持带之间—膝关节囊—翼状襞。

（2）穴区神经、血管：浅层有隐神经分支和股神经前皮支分布；深层有股神经关节支和膝关节动脉网分布。

3.操作方法

向膝中斜刺1 ～ 1.5寸，或透刺对侧膝眼。

三、组方方义

"膝三针"，顾名思义，针对膝关节疾病而选穴组方。临床上，靳老以病灶周围取穴，以近治近为主要原则，取梁丘穴、血海穴和内、外膝眼组成"膝三针"。梁丘穴位于膝关节外侧上方，属于足阳明胃经；血海穴位于膝关节内侧上方，为梁丘穴的相对穴，属于足太阴脾经；内膝眼、外膝眼位于膝关节下方髌韧带内、外侧，为经外奇穴，位置相对；四穴包绕膝关节，合而组方，力专效宏，可以增强疏通膝关节局部气血、舒筋通络利节、消肿止痛之功。

四、组方变化

膝关节退行性病变，加合谷穴、足三里穴、太冲穴，行痹加膈俞穴，痛痹加关元穴、气海穴，着痹加阴陵泉穴、三阴交穴，热痹加大椎穴、曲池穴；下肢中枢运动功能障碍，加股三针、足三里穴、踝三针，若伴有足下垂、足内翻者，足三针去三阴交穴。

第二十三节　踝三针

组穴处方　解溪穴，太溪穴，昆仑穴。

一、组穴主治

踝关节疾病导致的踝关节肿痛、活动障碍，足跟痛。

二、局部解剖与进针精要

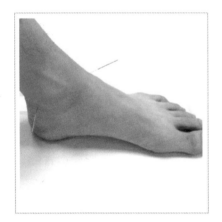

踝三针临床操作图（1）

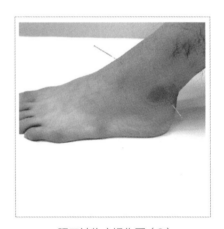

踝三针临床操作图（2）

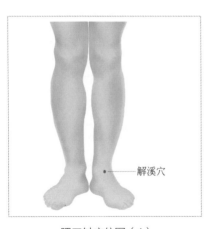

踝三针穴位图（1）

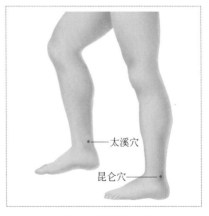

踝三针穴位图（2）

（一）解溪穴

1.穴位定位

足背踝关节横纹中央凹陷中，当拇长伸肌腱与趾长伸肌腱之间。

2.局部解剖

（1）针刺层次：皮肤—皮下组织—拇长伸肌腱和趾长伸肌腱之间。
（2）穴区神经、血管：有腓浅神经（浅层）和腓深神经（深层），及胫前动、静脉分布。

3.操作方法

直刺0.8～1寸。

（二）太溪穴

1.穴位定位

当内踝尖与跟腱之间的凹陷处。

2.局部解剖

（1）针刺层次：皮肤—皮下组织—跟腱、跖肌腱之间—拇长屈肌。
（2）穴区神经、血管：有小腿内侧皮神经和胫神经干及胫后动、静脉分布。

3.操作方法

直刺0.5～0.8寸，针感向足底放射为佳。

（三）昆仑穴

1.穴位定位

当外踝尖与跟腱之间的凹陷处。

2.局部解剖

（1）针刺层次：皮肤—皮下组织—疏松结缔组织。

（2）穴区神经、血管：主要有腓肠神经，小隐静脉和外踝后动、静脉分布。

3.操作方法

直刺0.5 ～ 0.8寸，针感向足趾端放射为佳。孕妇禁针，经期慎用。

三、组方方义

"踝三针"，顾名思义，针对踝关节疾病而选穴组方。临床上，靳老以病灶周围取穴，以近治近为主要原则，取解溪穴、太溪穴和昆仑穴组成"踝三针"。其中，解溪穴，位于踝关节上方，属足阳明胃经之经穴；太溪穴，位于踝关节内侧，在踝关节与跟腱之间，为足少阴肾经输穴、原穴；昆仑穴，位于踝关节外侧，在踝关节与跟腱之间，为足太阳膀胱经之经穴，与太溪穴位置相对，三穴包绕踝关节，合而组方，力专效宏，可以增强疏通踝关节局部气血、舒筋通络利节、消肿止痛之功。

四、组方变化

踝关节扭伤，加阿是穴；

下肢中枢运动功能障碍，加股三针、足三针、踝三针，若伴有足下垂、足内翻者，足三针去三阴交穴。

第二十四节　足三针

组穴处方 足三里穴，三阴交穴，太冲穴。

一、组穴主治

肢体运动、感觉障碍（尤其下肢），胃肠疾病。

二、局部解剖与进针精要

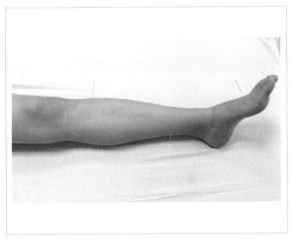

足三针临床操作图

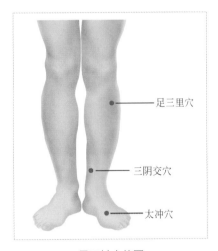

足三针穴位图

（一）足三里

1.穴位定位

在小腿前外侧，犊鼻（外膝眼）下3寸，胫骨前嵴外一横指处。

2.局部解剖

（1）针刺层次：皮肤—皮下组织—胫骨前肌—趾长伸肌—小腿骨间膜—胫骨后肌。

（2）穴区神经、血管：有浅层的腓肠外侧皮神经和隐神经的皮支，深层的腓肠深神经，及胫前动、静脉分布。

3.操作方法

直刺1～2寸。

（二）三阴交穴

1.穴位定位

在小腿内侧，内踝尖上3寸，胫骨内侧缘后方。

2.局部解剖

（1）针刺层次：皮肤—皮下组织—趾长屈肌—胫骨后肌—拇长屈肌。

（2）穴区神经、血管：有小腿内侧皮神经和胫神经（深层），及大隐静脉与胫后动、静脉分布。

3.操作方法

沿胫骨内侧缘直刺1～1.5寸，有麻胀或放电样针感为佳。孕妇禁针。

（三）太冲穴

1.穴位定位

足背侧，第1、2跖骨结合部之前的间隙中。

2.局部解剖

（1）针刺层次：皮肤—皮下组织—拇长、短伸肌腱与趾长伸肌腱之间—第1骨间背侧肌—拇收肌斜头和拇短屈肌。

（2）穴区神经、血管：有腓深神经的跖背侧神经和胫神经的足底内侧神经（深层），及第1跖背动脉和足背静脉网分布。

3.操作方法

朝涌泉穴透刺0.5～1寸，有针感向足底放散为佳。

三、组方方义

"足三针"由足三里穴、三阴交穴、太冲穴组成，是靳老根据脏腑辨证组穴配方的代表之一。足三里穴为足阳明胃经合穴，可益气健脾，运化痰湿；三阴交穴为足太阴脾经经穴，是该经与足少阴肾经和足厥阴肝经交会处，可补肾健脾，疏肝理气；太冲穴为足厥阴肝经的原穴和输穴，可疏肝理气，活血化瘀；三穴合用，补而不滞，利而不虚，有益气健脾化痰湿，行气活血化瘀之功，可用于肢体痿痹；也可调理脾胃，抑肝扶脾，用于胃肠道疾病。

四、组方变化

帕金森病，加颞三针、颤三针、脑三针、手三针、阳陵泉穴、悬钟穴；

下肢中枢运动功能障碍，加股三针、膝三针、踝三针，若伴有足下垂、足内翻者，足三针去三阴交穴；

胆囊炎等导致的胁肋疼痛，配胆三针、胆囊穴；

痢疾、泄泻，配肠三针；

遗精、不孕不育者，配阳三针；

月经不调或闭经、崩漏、带下者，配阴三针。

第二十五节　足智针

组穴处方 涌泉穴，泉中穴，泉中内穴。

一、组穴主治

孤独症，智力低下（多静少动，哑不能言）。

二、局部解剖与进针精要

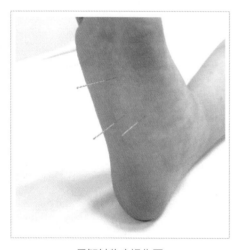

足智针临床操作图

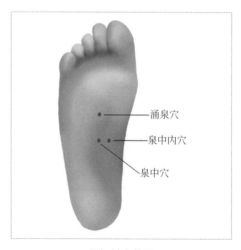

涌泉穴
泉中内穴
泉中穴

足智针穴位图

（一）涌泉穴

1.穴位定位

在足底，足底第2、第3趾趾缝纹端与足跟连线的前1/3与后2/3交点处，足趾跖屈时凹陷中。

2.局部解剖

（1）针刺层次：皮肤—皮下组织—跖腱膜（足底腱膜）—趾长屈肌腱—第2蚓状肌—第1骨间足底肌。

（2）穴区神经、血管：有足底内侧神经分支及来自胫前动脉的足底深弓分布。

3.操作方法

直刺或向太冲穴透刺0.8 ～ 1.2寸。

（二）泉中穴

1.穴位定位

在足底，足底第2、第3趾趾缝纹端与足跟连线的中点处。

2.局部解剖

（1）针刺层次：皮肤—皮下组织—跖腱膜—趾短屈肌—趾长屈肌腱—足底方肌。

（2）穴区神经、血管：有足底内侧神经分支及来自胫前动脉的足底深弓分布。

3.操作方法

直刺0.5 ～ 0.8寸。

（三）泉中内穴

1.穴位定位

泉中穴向足底内侧旁开0.8 ～ 1寸。

2.局部解剖

（1）针刺层次：皮肤—皮下组织—跖底腱膜—拇展肌。

（2）穴区神经、血管：有足底内侧神经分支，及来自胫前动脉的足底深弓分布。

3.操作方法

直刺0.5～0.8寸。

三、组方方义

肾主骨生髓，藏精主生长、发育、生殖。足少阴肾经起于足小趾之下，斜行于足心，从足舟骨粗隆处上行，经内踝后方上行，以贯脊属肾。遂靳老根据经络循行取穴原则，取均位于足心的涌泉穴、泉中穴、泉中内穴组成"足智针"，三穴协同刺激肾经，以醒脑开窍，调神益智，滋补肝肾。

四、组方变化

老年性痴呆，加老呆针、智三针、四神针、颞三针、脑三针；

精神发育迟滞，加智三针、定神针、四神针、颞三针、脑三针、手智针；

孤独症，配合智三针、四神针、脑三针、颞三针、颞上三针、舌三针、启闭针、手智针，组成自闭九项。

第二十六节　痿三针

组穴处方　上肢痿三针：合谷穴，曲池穴，尺泽穴。
　　　　　　下肢痿三针：足三里穴，三阴交穴，太溪穴。

一、组穴主治

重症肌无力、运动神经元病、小儿麻痹、格林巴利综合征等导致的痿证。

二、局部解剖与进针精要

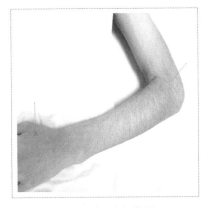

上痿三针临床操作图

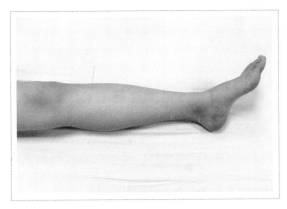

下痿三针临床操作图

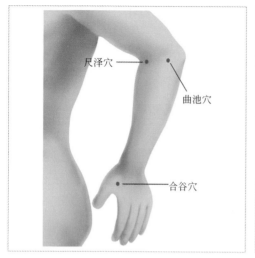

上痿三针穴位图

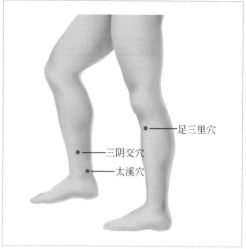

下痿三针穴位图

（一）合谷穴

1.穴位定位

手背部，第1、2掌骨间，当第2掌骨桡侧的中点处。

2.局部解剖

（1）针刺层次：皮肤—皮下组织—第1骨间背侧肌 - 拇收肌。

（2）穴区神经、血管：主要有桡神经浅支的掌背侧神经和正中神经的指掌侧固有神经（深层），及手背静脉网和桡动脉分布。

3.操作方法

直刺或朝劳宫穴透刺1.0 ～ 1.5寸。孕妇禁针。

（二）曲池穴

1.穴位定位

屈肘成直角，在肘横纹外侧端与肱骨外上髁连线中点；完全屈肘时，当肘横纹外侧端处。

2.局部解剖

（1）针刺层次：皮肤—皮下组织—桡侧腕长、短伸肌—肱桡肌—肱肌。

（2）穴区神经、血管：主要有前臂背侧皮神经和桡神经本干（深层），及桡返动脉分布。

3.操作方法

直刺0.5 ～ 1寸。

（三）尺泽穴

1.穴位定位

在肘部，肘横纹中，肱二头肌腱桡侧凹陷处。

2.局部解剖

（1）针刺层次：皮肤—皮下组织—肱桡肌—肱肌。

（2）穴区神经、血管：有前臂外侧皮神经和桡神经干（深层），及桡侧返动、静脉分支与头静脉分布。

3.操作方法

直刺1 ～ 1.2寸。

（四）足三里穴

1.穴位定位

在小腿前外侧，犊鼻（外膝眼）下3寸，胫骨前嵴外一横指处。

2.局部解剖

（1）针刺层次：皮肤—皮下组织—胫骨前肌—趾长伸肌—小腿骨间膜—胫骨后肌。

（2）穴区神经、血管：主要有浅层的腓肠外侧皮神经和隐神经的皮支，深层的腓肠深神经，及胫前动、静脉分布。

3.操作方法

直刺1～2寸。

（五）三阴交穴

1.穴位定位

在小腿内侧，内踝尖上3寸，胫骨内侧缘后方。

2.局部解剖

（1）针刺层次：皮肤—皮下组织—趾长屈肌—胫骨后肌—拇长屈肌。
（2）穴区神经、血管：主要有小腿内侧皮神经和胫神经（深层），及大隐静脉与胫后动、静脉分布。

3.操作方法

沿胫骨内侧缘直刺1～1.5寸，有麻胀或放电样针感为佳。孕妇禁针。

（六）太溪穴

1.穴位定位

当内踝尖与跟腱之间的凹陷处。

2.局部解剖

（1）针刺层次：皮肤—皮下组织—跟腱、跖肌腱之间—拇长屈肌。
（2）穴区神经、血管：主要有小腿内侧皮神经和胫神经干，及胫后动、静脉分布。

3.操作方法

直刺0.5～0.8寸。

三、组方方义

痿证是指肢体筋脉弛缓、痿软无力，日久伴有肢体麻木、肌肉萎缩为主症的一类病症。历代对痿证的论治中以"治痿独取阳明"影响深远，这与阳明经多气多血，为气血生化之源，且阳明主润宗筋有关。遂靳老对上肢痿证取手阳明大肠经的曲池穴和合谷穴，下肢痿证取足阳明胃经的足三里穴为主穴。此外，考虑痿证发病过程中病因病机不同，早期，多因外感湿热邪毒，高热不退，导致肺热津伤，不能输布津液，配手太阴肺经合穴尺泽穴，以宣肺泄热；后期多累及肝、肾，出现腰膝酸软、肌肉萎缩等严重肝肾亏损之证候，故选用足少阴肾经原穴太溪穴、足三阴经之交会穴三阴交穴，以益气健脾、滋阴补肾、疏肝理气活血。

四、组方变化

上肢痿证加颈胸段夹脊穴，下肢痿证加腰段夹脊穴；肺热伤津者，加肺俞穴、大椎穴；湿热袭络者，加大椎穴、阴陵泉穴；脾胃虚弱者，加中脘穴、关元穴、脾俞穴、肾俞穴；肝肾阴亏者，加肝俞穴、肾俞穴。

举臂困难者，加举臂穴（肩峰前下3.5寸）；肘伸无力者，加肱中穴（天泉穴下2.5寸）；掌不能握者加内关穴；掌不能伸者加外关穴；抬腿困难加健膝穴（髌骨正中上缘3寸）；足下垂者，加胫下穴（解溪上3寸，胫骨外缘旁开1寸），足内翻者加纠内翻穴（承山穴外开1寸）；足外翻者加纠外翻穴（承山穴内开1寸）。

第二十七节　脂三针

组穴处方　内关穴，足三里穴，三阴交穴。

一、组穴主治

高脂血症、代谢综合征等血脂代谢异常。

二、局部解剖与进针精要

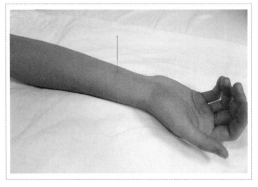

脂三针临床操作图（1）　　　　　脂三针临床操作图（2）

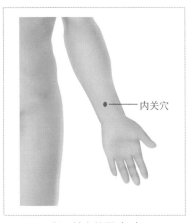

脂三针穴位图（1）

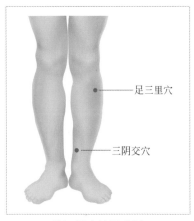

脂三针穴位图（2）

（一）内关穴

1. 穴位定位

曲泽穴（肘横纹中，肱二头肌腱尺侧缘）与大陵穴（腕横纹中央，掌长肌腱与桡侧腕屈肌腱之间）的连线上，腕横纹上2寸，掌长肌腱与桡侧腕屈肌腱之间。

2. 局部解剖

（1）针刺层次：皮肤—皮下组织—掌长肌腱与桡侧腕屈肌腱之间—指浅屈肌—指深屈肌—旋前方肌。

（2）穴区神经、血管：主要有前臂内、外侧皮神经、正中神经和前臂掌侧骨间神经（深层），及前臂正中动、静脉与深层的前臂掌侧骨间动、静脉分布。

3. 操作方法

直刺0.5～1寸，有向指端放射的触电感为佳。

（二）足三里穴

1. 穴位定位

在小腿前外侧，犊鼻（外膝眼）下3寸，胫骨前嵴外一横指处。

2. 局部解剖

（1）针刺层次：皮肤—皮下组织—胫骨前肌—趾长伸肌—小腿骨间膜—胫骨后肌。

（2）穴区神经、血管：主要有浅层的腓肠外侧皮神经和隐神经的皮支，深层的腓肠深神经，及胫前动、静脉分布。

3. 操作方法

直刺1～2寸。

（三）三阴交穴

1.穴位定位

在小腿内侧，内踝尖上3寸，胫骨内侧缘后方。

2.局部解剖

（1）针刺层次：皮肤—皮下组织—趾长屈肌—胫骨后肌—拇长屈肌。

（2）穴区神经、血管：主要有小腿内侧皮神经和胫神经（深层），及大隐静脉与胫后动、静脉分布。

3.操作方法

沿胫骨内侧缘直刺1～1.5寸，有麻胀或放电样针感为佳。孕妇禁针。

三、组方方义

中医认为脂质代谢紊乱与痰瘀作祟、经络气血运行失常有关。内关穴为手厥阴心包经的络穴，八脉交会穴之一，通于阴维脉，心包经与阴维脉均循行经过心、胸、胃部，故其善于宽胸理气，和胃化痰；足三里穴是足阳明胃经五输穴的合穴，是胃的下合穴，有和胃健脾、通腑化痰之效，是调理脾胃的关键穴位；三阴交穴为足太阴脾经经穴，是该经与足少阴肾经和足厥阴肝经交会处，可益气健脾，温肾化痰，疏肝理气；三穴结合，是靳老以脏腑辨证为主，结合经络循行原则，针对脂质代谢紊乱性疾病选穴组方。

四、组方变化

高脂血症，加胃三针、丰隆穴，伴单纯性肥胖者，加关元穴、肥三针；

以脂质代谢紊乱为高危因素的脑卒中后功能障碍，加颞三针、手三针、足三针等。

第二十八节　胃三针

组穴处方　内关穴，中脘穴，足三里穴。

一、组穴主治

胃脘痛、胃炎、胃溃疡、消化不良等胃脘部疾病。

二、局部解剖与进针精要

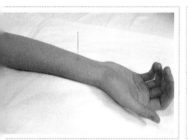

胃三针临床操作图（1）

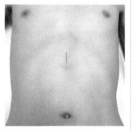

胃三针临床操作图（2）

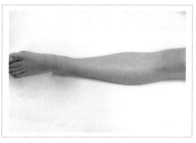

胃三针临床操作图（3）

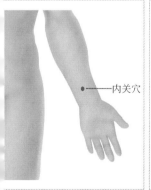

胃三针穴位图（1）

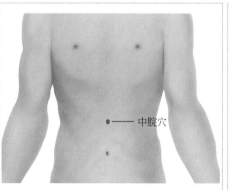

胃三针穴位图（2）

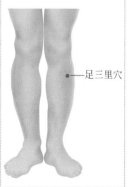

胃三针穴位图（3）

（一）内关穴

1.穴位定位

曲泽穴（肘横纹中，肱二头肌腱尺侧缘）与大陵穴（腕横纹中央，掌长肌腱与桡侧腕屈肌腱之间）的连线上，腕横纹上2寸，掌长肌腱与桡侧腕屈肌腱之间。

2.局部解剖

（1）针刺层次：皮肤—皮下组织—掌长肌腱与桡侧腕屈肌腱之间—指浅屈肌—指深屈肌—旋前方肌。

（2）穴区神经、血管：主要有前臂内、外侧皮神经、正中神经和前臂掌侧骨间神经（深层），及前臂正中动、静脉与深层的前臂掌侧骨间动、静脉分布。

3.操作方法

直刺0.5～1寸，有向指端放射的触电感为佳。

（二）中脘穴

1.穴位定位

在上腹部，前正中线上，脐上4寸。

2.局部解剖

（1）针刺层次：皮肤—皮下组织—腹白线。

（2）穴区神经、血管：主要有第7、8肋间神经前皮支的内侧支，和腹壁上动、静脉分布。

3.操作方法

直刺1～1.5寸。避免深刺，恐伤及胃、横结肠等脏腑。

（三）足三里穴

1.穴位定位

在小腿前外侧，犊鼻（外膝眼）下3寸，胫骨前嵴外一横指处。

2.局部解剖

（1）针刺层次：皮肤—皮下组织—胫骨前肌—趾长伸肌—小腿骨间膜—胫骨后肌。

（2）穴区神经、血管：主要有浅层的腓肠外侧皮神经和隐神经的皮支，深层的腓肠深神经，及胫前动、静脉分布。

3.操作方法

直刺1～2寸。

三、组方方义

"胃三针"，顾名思义，针对胃系疾病而选穴组方。临床上，靳老根据经脉循行原则，取内关穴、中脘穴和足三里穴组成"胃三针"。其中，内关穴为手厥阴心包经的络穴，八脉交会穴之一，通于阴维脉，心包经与阴维脉均循行经过心、胸、胃部，故其善于宽胸理气，和胃止痛；中脘穴是手太阳小肠经、手少阳三焦经、足阳明胃经与任脉的交会穴，是胃的募穴，是八会穴的脏会穴，近部取穴，可和胃健脾，是治疗脾胃疾病的要穴；足三里穴是足阳明胃经五输穴的合穴，是胃的下合穴，循经远取，有和胃健脾、通腑化痰之效，是调理脾胃的关键穴位。三穴配伍，远近结合，上下相迎，以和胃健脾，理气止痛。

四、组方变化

慢性胃炎等导致的胃脘痛者，加梁丘穴、公孙穴，寒邪犯胃者，加胃俞穴、神阙穴，饮食停滞者，加梁门穴、天枢穴，肝气郁滞，加期门穴、太冲穴，脾胃虚寒，加神阙穴、气海穴、脾俞穴，胃阴不足，加胃俞穴、三阴交穴、太溪穴；

胃下垂，加灸百会穴；

单纯性肥胖者，加肥三针、关元穴、丰隆穴。

第二十九节　肠三针

组穴处方 天枢穴，关元穴，上巨虚穴。

一、组穴主治

肠炎、便秘等肠道疾病。

二、局部解剖与进针精要

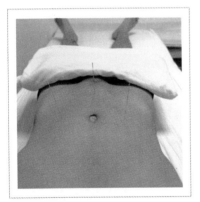

肠三针临床操作图（1）

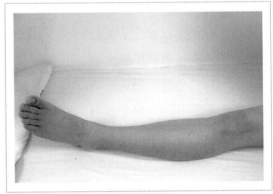

肠三针临床操作图（2）

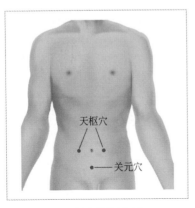

肠三针穴位图（1）

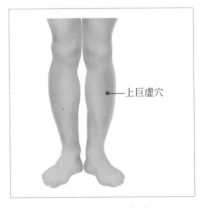

肠三针穴位图（2）

（一）天枢穴

1.穴位定位

在腹部，脐中旁开2寸处。

2.局部解剖

（1）针刺层次：皮肤—皮下组织—腹直肌鞘前层—腹直肌。

（2）穴区神经、血管：主要有第10肋间神经分支，第10肋间动、静脉分支及腹壁下动、静脉分支分布。

3.操作方法

直刺1～1.2寸。

（二）关元穴

1.穴位定位

在下腹部，前正中线上，脐下3寸。

2.局部解剖

（1）针刺层次：皮肤—皮下组织—白线。

（2）穴区神经、血管：主要有第12肋间神经前皮支的内侧支，腹壁浅动、静脉分支及腹壁下动、静脉分支分布。

3.操作方法

排尿后，直刺1～1.2寸。孕妇慎用。

（三）上巨虚穴

1.穴位定位

在小腿前外侧，当外膝眼下6寸，距胫骨前缘1横指（中指）。

2.局部解剖

（1）针刺层次：皮肤—皮下组织—胫骨前肌—小腿骨间膜—胫骨后肌。

（2）穴区神经、血管：主要有浅层的腓肠外侧皮神经和隐神经的皮支，深层的腓肠深神经，及胫前动、静脉分布。

3.操作方法

直刺1～2寸。

三、组方方义

"肠三针"，顾名思义，针对肠系疾病而选穴组方。临床上，靳老根据脏腑辨证原则，选用与脏腑有关的特定穴，取天枢穴、关元穴和上巨虚穴组成"肠三针"。其中，天枢穴属足阳明胃经，为大肠募穴；关元穴属任脉，是足三阴经与任脉的交会穴，为小肠募穴；上巨虚穴属足阳明胃经，为大肠经下合穴；三穴均为调整大小肠功能的常用特定穴，合而用之，调肠腑气机。

四、组方变化

慢性肠炎等导致的腹痛者，加下脘穴、足三里穴，寒邪内阻者，加神阙穴、公孙穴，湿热壅滞者，加阴陵泉穴、内庭穴，饮食积滞者，加三阴交穴、太冲穴，中虚脏寒者，加脾俞穴、肾俞穴，气滞血瘀者，加膻中穴、膈俞穴；痢疾、泄泻，加足三针。

第三十节　胆三针

> **组穴处方**　日月穴，期门穴，阳陵泉穴。

一、组穴主治

急慢性胆囊炎、胆结石等胆道疾患导致的黄疸、胁肋疼痛。

二、局部解剖与进针精要

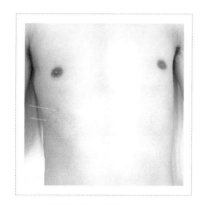

胆三针临床操作图（1）

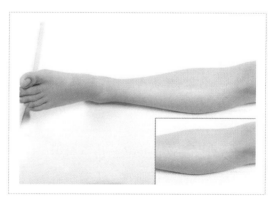

胆三针临床操作图（2）

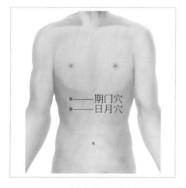

胆三针穴位图（1）

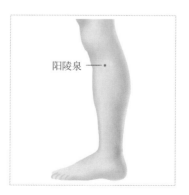

胆三针穴位图（2）

（一）日月穴

1.穴位定位

在上腹部，当乳头直下，第7肋间隙，前正中线旁开4寸。

2.局部解剖

（1）针刺层次：皮肤—皮下组织—腹外斜肌—肋间外肌—肋间内肌。

（2）穴区神经、血管：主要有第7或第8肋间神经，及第7肋间动、静脉分布。

3.操作方法

取右侧，沿肋骨下缘向上斜刺0.5～0.8寸。不可深刺，以免伤及内脏。

（二）期门穴

1.穴位定位

在胸部，当乳头直下，第6肋间隙，前正中线旁开4寸。

2.局部解剖

（1）针刺层次：皮肤—皮下组织—腹外斜肌—肋间外肌—肋间内肌。

（2）穴区神经、血管：主要有第6、7肋间神经，及肋间动、静脉分布。

3.操作方法

取右侧，沿肋骨下缘向上斜刺0.5～0.8寸。不可深刺，以免伤及内脏。

（三）阳陵泉穴

1.穴位定位

在小腿外侧，腓骨头前下方凹陷处。

2.局部解剖

（1）针刺层次：皮肤—皮下组织—腓骨长肌—趾长伸肌。

（2）穴区神经、血管：主要有腓浅、深神经，及膝下外侧动、静脉分布。

3. 操作方法

直刺或斜向下刺 1 ～ 1.5 寸。

三、组方方义

"胆三针"，顾名思义，针对胆系疾病导致的黄疸、胁肋疼痛而选穴组方。临床上，靳老根据经脉循行原则，取期门穴、日月穴和阳陵泉穴组成"胆三针"。其中，期门穴为肝脏募穴，日月穴为胆腑募穴，右侧两穴均位于胆囊附近，属局部取穴；阳陵泉穴为足少阳胆经合穴、胆腑下合穴，合治内腑，属循经远治；三穴配伍，远近结合，上下相迎，共奏疏肝利胆、清利湿热之功。

四、组方变化

胆囊炎等导致的胁肋疼痛，配足三针、胆囊穴。

第三十一节　尿三针

组穴处方　中极穴，关元穴，三阴交穴。

一、组穴主治

尿潴留、尿失禁、遗尿等泌尿系统疾病。

二、局部解剖与进针精要

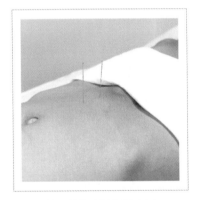

尿三针临床操作图（1）

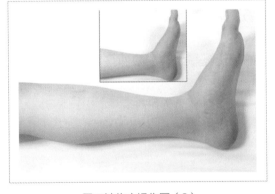

尿三针临床操作图（2）

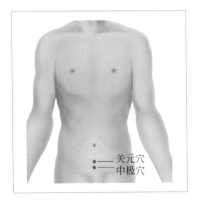

关元穴
中极穴

尿三针穴位图（1）

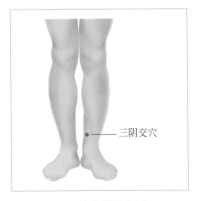

三阴交穴

尿三针穴位图（2）

（一）中极穴

1.穴位定位

在下腹部，前正中线上，脐中下4寸。

2.局部解剖

（1）针刺层次：皮肤—皮下组织—白线。

（2）穴区神经、血管：主要有髂腹下神经的前皮支，腹壁浅动、静脉分支及腹壁下动、静脉分支分布。

3.操作方法

排尿后，直刺0.8～1寸。孕妇慎用。

（二）关元穴

1.穴位定位

在下腹部，前正中线上，脐下3寸。

2.局部解剖

（1）针刺层次：皮肤—皮下组织—白线。

（2）穴区神经、血管：主要有第12肋间神经前皮支的内侧支，腹壁浅动、静脉分支及腹壁下动、静脉分支分布。

3.操作方法

排尿后，直刺0.8～1寸。孕妇慎用。

（三）三阴交穴

1.穴位定位

在小腿内侧，内踝尖上3寸，胫骨内侧缘后方。

2.局部解剖

（1）针刺层次：皮肤—皮下组织—趾长屈肌—胫骨后肌—拇长屈肌。

（2）穴区神经、血管：主要有小腿内侧皮神经和胫神经（深层），及大隐静脉与胫后动、静脉分布。

3.操作方法

沿胫骨内侧缘直刺 1 ～ 1.5 寸，以有麻胀或放电样针感为佳。孕妇禁针。

三、组方方义

"尿三针"，顾名思义，针对泌尿系疾病而选穴组方。临床上，靳老根据经脉循行原则，取关元穴、中极穴和三阴交穴组成"尿三针"。其中，关元穴属任脉，位于小腹部，临近膀胱，为足三阴经与任脉的交会穴，可益肾气、利下焦；中极穴属任脉，也位于小腹部，临近膀胱，为膀胱募穴，可通利膀胱；三阴交穴属脾经，为足三阴经交会穴，足三阴经均循行经过阴部，为治疗泌尿生殖系统疾患要穴；三穴配伍，远近结合，上下相迎，共奏调整脏腑、疏利下焦之功。

四、组方变化

尿潴留，加天枢穴、阴陵泉穴、膀胱俞穴、次髎穴；

功能性遗尿，加灸百会穴、神阙穴、气海穴。

第三十二节　阳三针

组穴处方 | 气海穴，关元穴，肾俞穴。

一、组穴主治

遗精、阳痿、不育等男科疾病。

二、局部解剖与进针精要

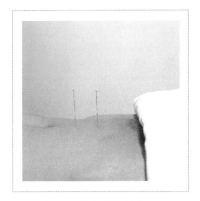

阳三针临床操作图（1）

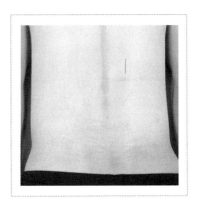

阳三针临床操作图（2）

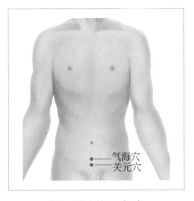

阳三针穴位图（1）

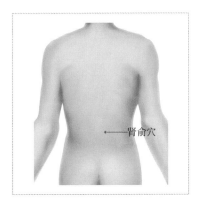

阳三针穴位图（2）

（一）气海穴

1.穴位定位

下腹部，前正中线上，脐中下1.5寸。

2.局部解剖

（1）针刺层次：皮肤—皮下组织—白线。

（2）穴区神经、血管：主要有第11肋间神经前皮支的内侧支，腹壁浅动、静脉分支及腹壁下动、静脉分支分布。

3.操作方法

排尿后，直刺1～1.5寸。孕妇慎用。

（二）关元穴

1.穴位定位

在下腹部，前正中线上，脐下3寸。

2.局部解剖

（1）针刺层次：皮肤—皮下组织—白线。

（2）穴区神经、血管：主要有第12肋间神经前皮支的内侧支，腹壁浅动、静脉分支及腹壁下动、静脉分支分布。

3.操作方法

排尿后，直刺1～1.5寸。孕妇慎用。

（三）肾俞穴

1.穴位定位

腰部，当第2腰椎棘突下，旁开1.5寸。

2. 局部解剖

（1）针刺层次：皮肤—皮下组织—背阔肌腱膜和胸腰筋膜浅层—竖脊肌。

（2）穴区神经、血管：主要有第2、3腰神经后支的外侧支（浅层）和第2、3腰神经后支的肌支（深层），及第2腰动、静脉的分支分布。

3. 操作方法

直刺1～1.5寸。

三、组方方义

"阳三针"由关元穴、气海穴、肾俞穴组成，是靳老根据脏腑辨证组穴配方，选用与肾脏密切相关之特定穴，以治疗男科疾病。其中，关元穴属任脉，为元阴元阳所在，善于补肾助阳、补虚益损；气海穴，属任脉，为先天元气之海，善补虚损；肾俞穴属足太阳膀胱经，为肾脏背俞穴，肾藏精，主生长、发育、生殖，是补肾益精要穴；三穴合而用之，调整肾脏气机，以益精生髓，温肾壮阳。

四、组方变化

遗精、不孕不育者，配足三针穴、次髎穴，伴腰膝酸软者，加腰三针。

第三十三节　阴三针

组穴处方　归来穴，关元穴，三阴交穴。

一、组穴主治

月经不调、原发性痛经、盆腔炎等妇科疾病。

二、局部解剖与进针精要

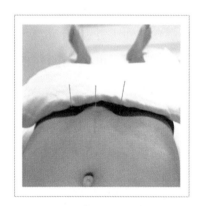

阴三针临床操作图（1）

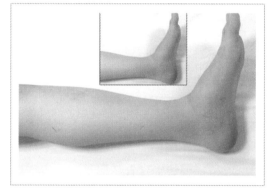

阴三针临床操作图（2）

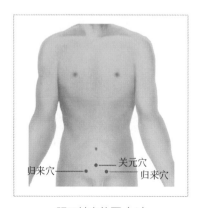

阴三针穴位图（1）

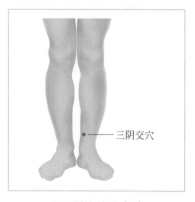

阴三针穴位图（2）

（一）归来穴

1.穴位定位

下腹部，当脐中下4寸，旁开2寸处。

2.局部解剖

（1）针刺层次：皮肤—皮下组织—腹直肌鞘前层—腹直肌外侧缘。
（2）穴区神经、血管：主要有髂腹下神经，及腹壁下动、静脉分布。

3.操作方法

直刺1～1.5寸。

（二）关元穴

1.穴位定位

在下腹部，前正中线上，脐下3寸。

2.局部解剖

（1）针刺层次：皮肤—皮下组织—白线。
（2）穴区神经、血管：主要有第12肋间神经前皮支的内侧支，腹壁浅动、静脉分支及腹壁下动、静脉分支分布。

3.操作方法

排尿后，直刺1～1.5寸。孕妇慎用。

（三）三阴交穴

1.穴位定位

在小腿内侧，内踝尖上3寸，胫骨内侧缘后方。

2.局部解剖

（1）针刺层次：皮肤—皮下组织—趾长屈肌—胫骨后肌—拇长屈肌。

（2）穴区神经、血管：主要有小腿内侧皮神经和胫神经（深层），及大隐静脉与胫后动、静脉分布。

3.操作方法

沿胫骨内侧缘直刺1～1.5寸，有麻胀或放电样针感为佳。孕妇禁针。

三、组方方义

"阴三针"由归来穴、关元穴、三阴交穴组成，是靳老根据经脉循行组穴配方，以治疗月经不调、原发性痛经、盆腔炎等妇科疾病。其中，归来穴位居下腹部，临近卵巢，且属于足阳明胃经，脾胃为气血生化之源，可以补血益精，调理天癸；关元穴属任脉，位居小腹部，为元阴元阳所在，且是任脉与足三阴经交会穴，善于补益元气而调理冲任；三阴交穴属脾经，为足三阴经交会穴，足三阴经均循行经过阴部，为治疗泌尿生殖系统疾患要穴，善于疏肝理气活血；三穴配伍，远近结合，上下相迎，补而不滞，利而不虚，共奏益气生血，理气活血，调理冲任之功。

四、组方变化

月经不调或闭经、崩漏、带下者，加足三针；

痛经者，加次髎穴。

第三十四节　闭三针

组穴处方　水沟穴，十宣穴，涌泉穴。

一、组穴主治

中风闭证（牙关紧闭、口噤不开、两手握固、肢体强痉、大小便闭）。

二、局部解剖与进针精要

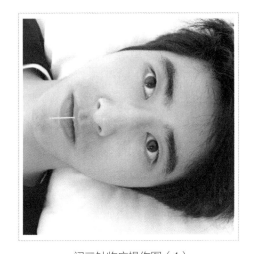

闭三针临床操作图（1）

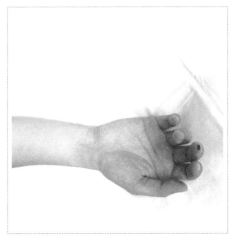

闭三针临床操作图（2）

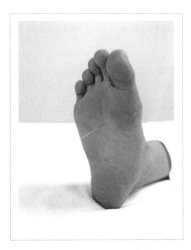

闭三针临床操作图（3）

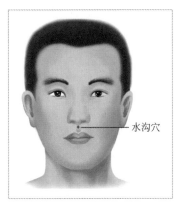

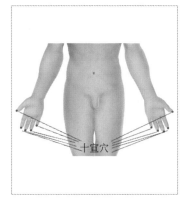
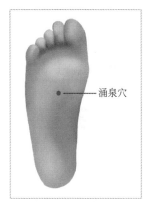

| 闭三针穴位图（1） | 闭三针穴位图（2） | 闭三针穴位图（3） |

（一）水沟穴

1.穴位定位

在人中沟正中线上 1/3 与下 2/3 交点处。

2.局部解剖

（1）针刺层次：皮肤—皮下组织—口轮匝肌。

（2）穴区神经、血管：主要有眶下神经的分支和面神经颊支，及上唇动、静脉分布。

3.操作方法

向上斜刺 0.3 ～ 0.5 寸，强刺激，或用指甲按切。

（二）十宣穴

1.穴位定位

在手十指尖，距离手指甲游离缘 0.1 寸（指寸）。

2.局部解剖

（1）针刺层次：皮肤—皮下组织—口轮匝肌。

（2）穴区神经、血管：主要有眶下神经的分支和面神经颊支，及上唇动、静脉分布。

3.操作方法

浅刺0.1～0.2寸，或用三棱针点刺出血。

（三）涌泉穴

1.穴位定位

在足底，足底第2、第3趾趾缝纹端与足跟连线的前1/3与后2/3交点处，足趾跖屈时凹陷中。

2.局部解剖

（1）针刺层次：皮肤—皮下组织—跖腱膜（足底腱膜）—趾长屈肌腱—第2蚓状肌—第1骨间足底肌。

（2）穴区神经、血管：主要有足底内侧神经分支，及来自胫前动脉的足底深弓分布。

3.操作方法

直刺或向太冲穴透刺0.8～1.2寸。

三、组方方义

"闭三针"由水沟穴、十宣穴、涌泉穴组成，是靳老根据腧穴的协同功能组穴配方，以治疗中风闭证。中风闭证多以痰瘀互结、窍闭神昏为主要病机，症见神识昏蒙、牙关紧闭、肢体强痉，选取位于口鼻之间水沟穴，乃任督相交、阴阳相通之处，且属督脉，督脉循行背部正中，与诸条阳经交汇，且上行于脑，贯心络肾，遂可交通阴阳、通督调神、醒脑开窍；涌泉穴为足少阴肾经五输穴的井穴，上通于脑，可醒神开窍；十宣穴，位于手指末端，为阴阳经气交接处，点刺出血，可宣泄邪气、醒脑开窍；三穴合用，协同增幅，效专力宏，共奏交通阴阳，开窍醒神之功。

四、组方变化

中风闭证，加内关穴、合谷穴、太冲穴。

第三十五节　脱三针

组穴处方 百会穴，水沟穴，神阙穴。

一、组穴主治

中风脱证（目合口开、鼻鼾息微、手撒肢软、二便自遗、汗出肢冷、脉微细欲绝）等各种虚脱证候。

二、局部解剖与进针精要

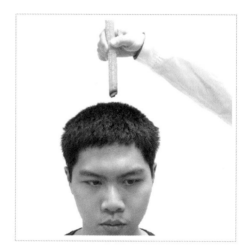

脱三针临床操作图（1）

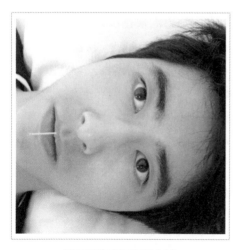

脱三针临床操作图（2）

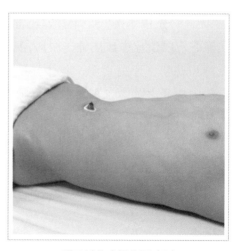

脱三针临床操作图（3）

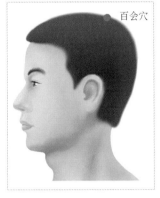

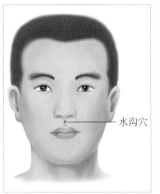
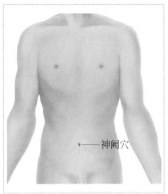

脱三针穴位图（1）　　　　　　脱三针穴位图（2）　　　　　　脱三针穴位图（3）

（一）百会穴

1.穴位定位

在头部，当前发际正中直上5寸，或两耳尖连线的中点处。

2.局部解剖

（1）针刺层次：皮肤—皮下组织—帽状腱膜—腱膜下疏松结缔组织。

（2）穴区神经、血管：主要有额神经和枕大神经分支，左右颞浅动、静脉及左右枕动、静脉吻合网分布。

3.操作方法

沿头皮平刺0.5～1寸，或艾条悬灸。

（二）水沟穴

1.穴位定位

在人中沟正中线上1/3与下2/3交点处。

2.局部解剖

（1）针刺层次：皮肤—皮下组织—口轮匝肌。

（2）穴区神经、血管：主要有眶下神经的分支和面神经颊支，及上唇动、静脉分布。

3.操作方法

向上斜刺0.3 ～ 0.5寸，或用指甲按切。

（三）神阙穴

1.穴位定位

在脐部，脐窝中央。

2.局部解剖

（1）针刺层次：皮肤—皮下组织—壁腹膜。

（2）穴区神经、血管：主要有第10肋间神经前皮支的内侧支，及腹壁下动、静脉分布。

3.操作方法

不针，隔物灸或艾条灸。

三、组方方义

"脱三针"由百会穴、水沟穴、神阙穴组成，是靳老根据经脉循行选穴组方，以治疗各种虚脱证候。元气暴脱的基本病因病机为五脏真阳散脱于外。督脉起于胞中，通过1条主干、3条分支与诸阳经和诸阴经直接或间接相交会而相互联系，且循行入络脑，经脉所过，主治所及，取位于巅顶的以近治近的百会穴灸之，可回阳救逆、安神；而口鼻之间同属于督脉的水沟穴，乃任督相交、阴阳相通之处，可以通督调神、醒脑开窍；此外，"孤阴不生、独阳不长"，元阳外脱可从阴救之，任脉为阴脉之海，取位于脐中的先天元气所藏的神阙穴艾灸，能补虚培元、回阳固脱；三穴合用，共奏醒脑开窍，启闭固脱之功。

四、组方变化

中风脱证，加内关穴、关元穴、气海穴。

第三十六节　痫三针

组穴处方 内关穴，申脉穴，照海穴。

一、组穴主治

癫痫，足内翻，足外翻。

二、局部解剖与进针精要

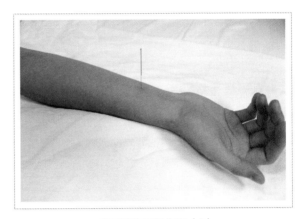

痫三针临床操作图（1）

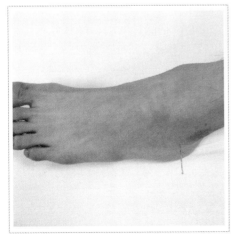

痫三针临床操作图（2）

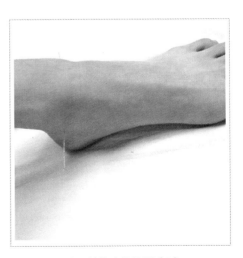

痫三针临床操作图（3）

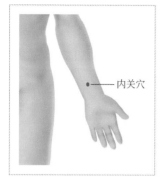 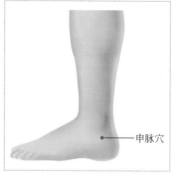 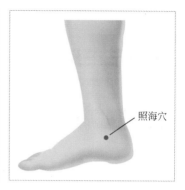

痫三针穴位图（1）　　　　痫三针穴位图（2）　　　　痫三针穴位图（3）

（一）内关穴

1.穴位定位

曲泽穴（肘横纹中，肱二头肌腱尺侧缘）与大陵穴（腕横纹中央，掌长肌腱与桡侧腕屈肌腱之间）的连线上，腕横纹上2寸，掌长肌腱与桡侧腕屈肌腱之间。

2.局部解剖

（1）针刺层次：皮肤—皮下组织—掌长肌腱与桡侧腕屈肌腱之间—指浅屈肌—指深屈肌—旋前方肌。

（2）穴区神经、血管：主要有前臂内、外侧皮神经、正中神经和前臂掌侧骨间神经（深层），及前臂正中动、静脉与深层的前臂掌侧骨间动、静脉分布。

3.操作方法

直刺0.5～1寸，有向指端放射的触电感为佳。

（二）申脉穴

1.穴位定位

在踝部，外踝尖直下方，外踝下缘与跟骨之间凹陷中。

2.局部解剖

（1）针刺层次：皮肤—皮下组织—腓骨长肌腱—腓骨短肌腱—距跟外侧

韧带。

（2）穴区神经、血管：主要有腓肠神经的足背外侧皮神经分支，外踝动脉网及小隐静脉分布。

3.操作方法

直刺0.3～0.5寸，或朝足底方向斜刺0.5～1寸。

（三）照海穴

1.穴位定位

在踝部，内踝尖直下方，内踝下缘边际凹陷中。

2.局部解剖

（1）针刺层次：皮肤—皮下组织—胫骨后肌腱。

（2）穴区神经、血管：主要有小腿内侧皮神经和胫神经本干（深层），及胫后动、静脉分布。

3.操作方法

直刺0.5～0.8寸，或朝足底方向斜刺0.5～1寸。

三、组方方义

临床上，靳老根据经脉理论和脏腑理论，取内关穴、申脉穴、照海穴组成"痫三针"。内关穴属于手厥阴心包经，心包代心受邪，心主神志，也是八脉交会穴之一，通阴维，阴维维系诸阴，阴主静，遂善于宁心安神；申脉穴、照海穴均为八脉交会穴，分别通于阳跷脉、阴跷脉，两脉分别循行经过足外侧、足内侧、目外眦与目内眦，故善司眼睑开合与足跟矫健、敏捷，癫痫发作时目失濡养、阴阳二跷不能维持机体阴阳平衡，故古有癫痫"日发申脉，夜发照海"之说；三穴合用，协调阴阳，共奏滋阴潜阳，息风止痉之功。

四、组方变化

癫痫，加手智针、四神针，发作期间，加闭三针。

第三十七节　肥三针

组穴处方 中脘穴，带脉穴，足三里穴。

一、组穴主治

肥胖症，尤以腹部肥大者为佳。

二、局部解剖与进针精要

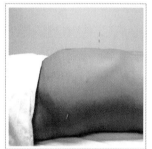　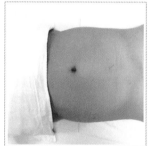　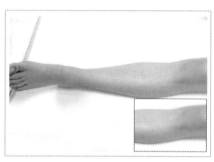

肥三针临床操作图（1）　　肥三针临床操作图（2）　　肥三针临床操作图（3）

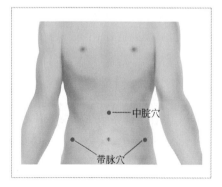　　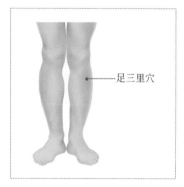

肥三针穴位图（1）　　　　　肥三针穴位图（2）

（一）中脘穴

1.穴位定位

在上腹部，前正中线上，当脐中上4寸，即脐中与胸剑联合连线的中点处。

2.局部解剖

（1）针刺层次：皮肤—皮下组织—腹白线。

（2）穴区神经、血管：主要有第7、8肋间神经前皮支的内侧支和腹壁上动、静脉分布。

3.操作方法

直刺1～1.5寸。避免深刺，恐伤及胃、横结肠等脏腑。

（二）带脉穴

1.穴位定位

在侧腹部，当第11肋骨游离端下方垂线与脐水平线的交点上。

2.局部解剖

（1）针刺层次：皮肤—皮下组织—腹外斜肌—腹内斜肌—腹横肌。

（2）穴区神经、血管：主要有第12肋间神经，及第12肋间动、静脉分布。

3.操作方法

针尖向脐中（神阙穴），皮下透刺3～4寸。

（三）足三里穴

1.穴位定位

在小腿前外侧，犊鼻（外膝眼）下3寸，胫骨前嵴外一横指处。

2.局部解剖

（1）针刺层次：皮肤—皮下组织—胫骨前肌—趾长伸肌—小腿骨间膜—胫骨后肌。

（2）穴区神经、血管：主要有浅层的腓肠外侧皮神经和隐神经的皮支，深层的腓肠深神经，及胫前动、静脉分布。

3.操作方法

直刺1～2寸。

三、组方方义

肥胖者，多见腰腹肥大，中医认为奇经八脉的带脉是各经脉中唯一横行于腰腹部的经脉，可以联系下腹部的脏腑器官，其与足少阳胆经在侧腹部交会的腧穴为带脉穴，有健脾助运化之功，遂靳老减肥首取带脉穴。"脾胃为生痰之源""脾主运化，运化水湿"，肥胖的病因病机多与"痰浊""水湿"相关。中脘是手太阳小肠经、手少阳三焦经、足阳明胃经与任脉的交会穴，是胃的募穴，是八会穴的腑会穴，可和胃健脾，是治疗脾胃疾病的要穴。足三里是足阳明胃经五输穴的合穴，是胃的下合穴，有和胃健脾、通腑化痰之效，是调理脾胃的关键穴位。三穴合用，可增强脾胃运化，减轻痰湿停聚，以减肥轻身。

四、组方变化

食欲旺盛者，加太冲穴、内庭穴。

第三十八节　乳三针

组穴处方 乳根穴，膻中穴，肩井穴。

一、组穴主治

乳腺增生、乳汁不足等乳房疾病。

二、局部解剖与进针精要

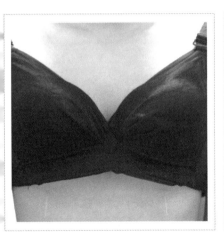

乳三针临床操作图（1）

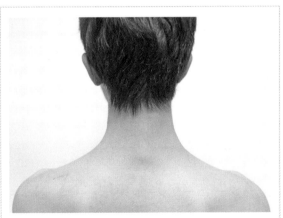

乳三针临床操作图（2）

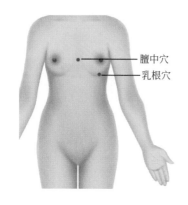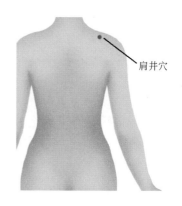

乳三针穴位图（1）　　　　　　　　乳三针穴位图（2）

（一）乳根穴

1.穴位定位

在胸部，当乳头直下，第5肋间隙，距前正中线4寸。

2.局部解剖

（1）针刺层次：皮肤—皮下组织—胸大肌—肋间外肌—肋间内肌。

（2）穴区神经、血管：主要有第5肋间神经外侧皮支和深层的肋间神经干，及肋间动脉、胸壁浅静脉分布。

3.操作方法

斜刺0.5～0.8寸。

（二）膻中穴

1.穴位定位

在前胸正中，平第4肋间隙，两乳头连线的中点。

2.局部解剖

（1）针刺层次：皮肤—皮下组织—胸大肌—胸骨体。

（2）穴区神经、血管：主要有第4肋间神经前皮支和胸廓内动、静脉的穿支分布。

3.操作方法

平刺0.3～0.5寸。

（三）肩井穴

1.穴位定位

在肩上，前直对乳中，当大椎与肩峰端连线的中点上。

2.局部解剖

（1）针刺层次：皮肤—皮下组织—斜方肌—肩胛提肌。

（2）穴区神经、血管：浅层主要有锁骨上神经，及颈浅动、静脉的分支或属支分布；深层主要有肩胛背神经的分支和颈横动、静脉的分支或属支分布。

3.操作方法

向后斜刺0.5～0.8寸，深部为肺尖，不可深刺，孕妇禁针。

三、组方方义

乳根，为足阳明胃经经穴，位于乳房下部，为局部取穴，有通络催乳的作用；膻中在前胸上，位于两乳之间，是八会穴的气会，以近治近，可宽胸理气；肩井为足少阳胆经经穴，有疏肝利胆之功，同时又是手少阳三焦经、足少阳胆经和阳维脉的三经交会穴，可调畅三焦气化，维持全身气机的舒畅条达。诸穴合用，有宽胸理气、行气解郁的作用。

四、组方变化

乳痈及乳腺增生性疾病，常配足三里穴、曲池穴、内关穴；
乳汁不足者，配少泽穴、足三里穴；
胁痛者，加太冲穴、期门穴。

第三十九节 褐三针

组穴处方 颧髎穴，太阳穴，下关穴。

一、组穴主治

黄褐斑。

二、局部解剖与进针精要

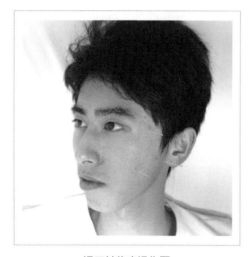

褐三针临床操作图

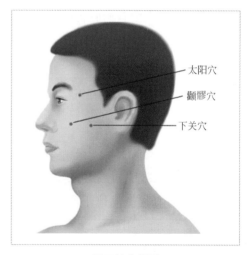

褐三针穴位图

（一）颧髎穴

1.穴位定位

在面部，当目外眦直下，颧骨下缘凹陷处。

2.局部解剖

（1）针刺层次：皮肤—皮下组织—颧肌—咬肌—颞肌。

（2）穴区神经、血管：浅层主要有上颌神经的眶下神经分支、面神经的颧支和颊支、面横动脉和静脉的分支或属支分布；深层主要有三叉神经的下颌神经分支分布。

3.操作方法

直刺0.3 ～ 0.5寸，斜刺或平刺0.5 ～ 1.0寸。

（二）太阳穴

1.穴位定位

颞部，当眉梢与目外眦之间，向后约一横指的凹陷处。

2.局部解剖

（1）针刺层次：皮肤—皮下组织—眼轮匝肌—颞筋膜—颞肌。

（2）穴区神经、血管：主要有浅层的上颌神经颧颞支和颞浅动脉的分支，以及深层的下颌神经肌支与颞浅动脉肌支分布。

3.操作方法

直刺0.8 ～ 1寸，针感向眼内或目上放散者为佳。若针下有硬物感，应是到达颞骨，将针提出0.2寸即可，切莫继续深入。

（三）下关穴

1.穴位定位

闭口，面部，耳前方，当颧弓下缘与下颌切迹之间的凹陷中。

2.局部解剖

（1）针刺层次：皮肤—皮下组织—腮腺—咬肌—颞肌与下颌骨髁状突之间—翼外肌。

（2）穴区神经、血管：主要有面神经颧支、下颌神经及其耳颞神经分支，及面横动、静脉和深层的上颌动、静脉。

3.操作方法

直刺1～1.2寸，以麻、胀感为佳。留针时，嘱患者不做张口动作，避免折针。

三、组方方义

中医认为，黄褐斑为肝肾阴虚，气血运行受阻，不能润泽面部肌肤所致。靳老根据病灶周围组穴配方，分别在面部上、中、下三处黄褐斑好发部位，取太阳穴、颧髎穴、下关穴三穴合用，加强诸穴调整面部经气，以行气通经活络、活血化瘀消斑。

四、组方变化

肝郁血瘀型加合谷穴、太冲穴、三阴交穴；
脾虚血瘀型加血海穴、足三里穴、脾俞穴；
肾虚血瘀型加肾俞穴、命门穴。

第四十节　老呆针

组穴处方　百会穴，水沟穴，涌泉穴。

一、组穴主治

老年痴呆。

二、局部解剖与进针精要

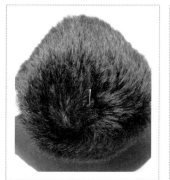

老呆针临床操作图（1）

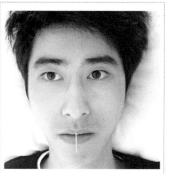

老呆针临床操作图（2）

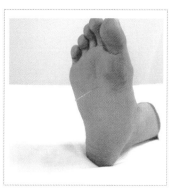

老呆针临床操作图（3）

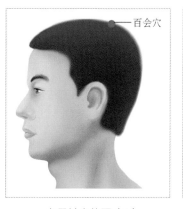

老呆针穴位图（1）

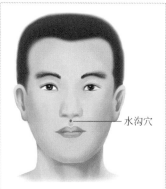

老呆针穴位图（2）

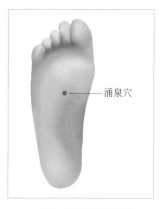

老呆针穴位图（3）

（一）百会穴

1. 穴位定位

在头部，当前发际正中直上5寸，或两耳尖连线的中点处。

2. 局部解剖

（1）针刺层次：皮肤—皮下组织—帽状腱膜—腱膜下疏松结缔组织。

（2）穴区神经、血管：主要有额神经和枕大神经分支，左右颞浅动、静脉及左右枕动、静脉吻合网分布。

3. 操作方法

沿头皮平刺0.5～1寸。

（二）水沟穴

1. 穴位定位

在人中沟正中线上1/3与下2/3交点处。

2. 局部解剖

（1）针刺层次：皮肤—皮下组织—口轮匝肌。

（2）穴区神经、血管：主要有眶下神经的分支和面神经颊支，及上唇动、静脉分布。

3. 操作方法

向上斜刺0.3～0.5寸。

（三）涌泉穴

1. 穴位定位

在足底，足底第2、第3趾趾缝纹端与足跟连线的前1/3与后2/3交点处，足趾跖屈时凹陷中。

2.局部解剖

（1）针刺层次：皮肤—皮下组织—跖腱膜（足底腱膜）—趾长屈肌腱—第2蚓状肌—第1骨间足底肌。

（2）穴区神经、血管：有足底内侧神经分支及来自胫前动脉的足底深弓分布。

3.操作方法

直刺或向太冲穴透刺0.8～1.2寸。

三、组方方义

阿尔茨海默病（老年痴呆症）病位在脑，中医认为该病的基本病机为"肝肾亏损，髓海不充，神明失用"。头为"诸阳之会""清阳之府"，五脏之精血，六腑之清气，皆上注于脑。督脉起于胞中，通过1条主干、3条分支与诸阳经和诸阴经直接或间接相交会而相互联系，且循行入络脑，经脉所过，主治所及，取位于巅顶的以近治近的百会穴，及位于面部人中沟的可交通阴阳的水沟穴，可以通督调神、醒脑开窍。涌泉穴，为足少阴肾经五输穴的井穴，为肾之根，肾气生发之处，肾主骨、生髓，上通于脑，故可滋补肾水、填精生髓、醒神开窍。本组穴是靳老根据腧穴的协同功能组穴配方，三穴合用，协同增效，醒脑开窍、补益脑髓之功方奏奇效。

四、组方变化

肾精亏虚配绝骨穴、肾俞穴、太溪穴；
气血亏虚配脾俞穴、膈俞穴、足三里穴、气海穴；
脾虚痰阻配脾俞穴、胃俞穴、丰隆穴、中脘穴、足三里穴。

第四十一节　启闭针

组穴处方　隐白穴，水沟穴，听宫穴。

一、组穴主治

小儿自闭症。

二、局部解剖与进针精要

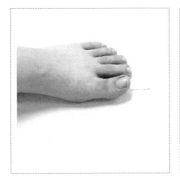

启闭针临床操作图（1）

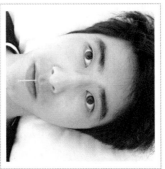

启闭针临床操作图（2）

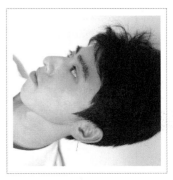

启闭针临床操作图（3）

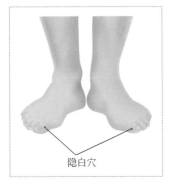

启闭针穴位图（1）

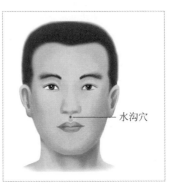

启闭针穴位图（2）

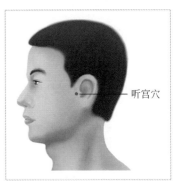

启闭针穴位图（3）

（一）隐白穴

1.穴位定位

在足大趾内侧趾甲角旁约0.1寸。

2.局部解剖

（1）针刺层次：皮肤—皮下组织。

（2）穴区神经、血管：主要有腓浅神经的足背支，足底内侧神经和趾背动脉分布。

3.操作方法

浅刺0.1寸。

（二）水沟穴

1.穴位定位

在人中沟正中线上1/3与下2/3交点处。

2.局部解剖

（1）针刺层次：皮肤—皮下组织—口轮匝肌。

（2）穴区神经、血管：主要有眶下神经的分支和面神经颊支，及上唇动、静脉分布。

3.操作方法

向上斜刺0.3～0.5寸。

（三）听宫穴

1.穴位定位

面部，耳屏前方，下颌骨髁状突的后方，张口呈凹陷处。

2.局部解剖

（1）针刺层次：皮肤—皮下组织—外耳道软骨。

（2）穴区神经、血管：主要有面神经和耳颞神经，及颞浅动脉的分支、颞浅静脉的属支分布。

3.操作方法

令患者张口，缓慢进针，直刺1～1.2寸，以局部酸、胀为度，时有针感扩散至耳周，或有骨膜向外鼓胀之感。入针后令患者合上口。

三、组方方义

小儿自闭症患者临床表现复杂，中医认为，其病位在脑，心、肝、肾三脏同时受累。启闭针是靳老治疗小儿自闭症的自闭九项中的一项，隐白穴、水沟穴选自孙思邈的十三鬼穴，鬼穴专治"心、神、脑"有关的久病顽疾，其中隐白穴为足太阴脾经五输穴的井穴，脾经气所发之处，可健脾化痰，水沟穴为督脉经穴，督脉循行背部正中，与诸条阳经交汇，且上行于脑，贯心络肾，可通督调神、醒脑开窍；配合听宫，手少阳三焦经、足少阳胆经与手太阳小肠经的三经交会穴，既可通畅三焦气化，又可疏肝理气，以近治近，还可以聪耳开窍。

四、组方变化

常配合"四神针""智三针""脑三针""颞三针""颞上三针""舌三针""手智针""足智针"，组成自闭九项，主治小儿自闭症。

第四十二节　颤三针

组穴处方　四神针，四关穴，风池穴。

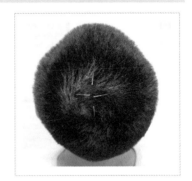

颤三针临床操作图（1）

一、组穴主治

帕金森病。

二、局部解剖与进针精要

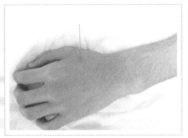

颤三针临床操作图（2）

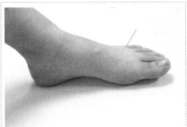

颤三针临床操作图（3）

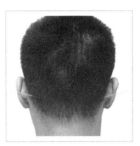

颤三针临床操作图（4）

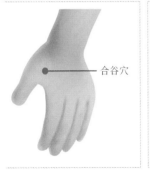

合谷穴

颤三针穴位图（1）

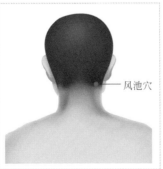

风池穴

颤三针穴位图（2）

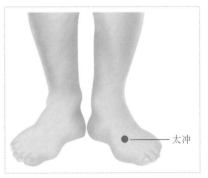

太冲

颤三针穴位图（3）

（一）四神针

1.穴位定位

在头部，百会穴分别向前、后、左、右各旁开1.5寸处，共四穴。

2.局部解剖

（1）针刺层次：皮肤—皮下组织—帽状腱膜—腱膜下疏松结缔组织。

（2）穴区神经、血管：四神Ⅰ针穴下主要有额神经和枕大神经分支和左右颞浅动、静脉吻合网分布。四神Ⅱ针穴下主要有枕大神经分支和左右枕动、静脉吻合网分布。四神Ⅲ针和四神Ⅳ针穴下主要有额神经和枕大神经分支，左/右侧颞浅动、静脉和左/右侧枕动、静脉分布。

3.操作方法

向头皮四周平刺0.8～1寸。如果进针时疼痛特别明显，可能是扎中血管，应将针稍退后，调整方向，继续进针，以酸、麻、胀感为好。出针时，如果出血，应及时按压。

（二）四关穴（双侧合谷、太冲）

※**合谷穴**

1.穴位定位

手背部，第1、2掌骨间，当第2掌骨桡侧的中点处。

2.局部解剖

（1）针刺层次：皮肤—皮下组织—第1骨间背侧肌—拇收肌。

（2）穴区神经、血管：有桡神经浅支的掌背侧神经和正中神经的指掌侧固有神经（深层），及手背静脉网和桡动脉分布。

3.操作方法

直刺或朝劳宫透刺1.0～1.5寸。孕妇禁针。

※太冲穴

1.穴位定位

足背侧，第1、2跖骨结合部之前的间隙中。

2.局部解剖

（1）针刺层次：皮肤—皮下组织—拇长、短伸肌腱与趾长伸肌腱之间—第1骨间背侧肌—拇收肌斜头和拇短屈肌。

（2）穴区神经、血管：有腓深神经的跖背侧神经和胫神经的足底内侧神经（深层），及第1跖背动脉和足背静脉网分布。

3.操作方法

朝涌泉穴透刺0.5～1寸，以有针感向足底放散为佳。

（三）风池穴

1.穴位定位

在项部，当枕骨之下，胸锁乳突肌与斜方肌上端之间凹陷处。

2.局部解剖

（1）针刺层次：皮肤—皮下组织—斜方肌和胸锁乳突肌之间—头夹肌—头半棘肌—头后大直肌与头上斜肌之间。

（2）穴区神经、血管：主要有浅层的枕小神经、枕动脉和静脉的分支或属支，及深层的枕大神经分布。

3.操作方法

针尖微下，向鼻尖斜刺0.8～1.2寸，或平刺透风府穴。

三、组方方义

四神针以百会穴为中心，为十四经循行交会、汇聚之处，可以醒脑调神，从现代生理解剖看，四针均在大脑皮质功能投影区，可以直接对相应的大脑皮质功能进行调节，以改善震颤的症状，减轻四肢肌肉的强直。四关穴，指合谷穴和太冲穴，分别为手阳明大肠经和足厥阴肝经的原穴，手阳明大肠经经筋"上左角，络头，下右颔"，足厥阴肝经本经"上入颃颡，连目系，上出额，与督脉会于巅"，经脉所过，主治所及，从现代生理解剖看，两穴所在的关节承担着繁复、精细的功能活动，在大脑皮质的功能区域比其他部位更宽阔，两穴合用有开窍醒脑、镇肝息风、疏利关节的作用。风池为足少阳胆经穴，为风邪流注之处，是搜风、息风要穴，可平肝息风，健脑安神。诸穴合用，相得益彰，其效霍然。

四、组方变化

肝肾亏虚加肝俞穴、肾俞穴、三阴交穴；

痰热动风加丰隆穴、中脘穴、阴陵泉穴；

气血不足加气海穴、血海穴、足三里穴。

第四十三节　挛三针

　上肢挛三针：极泉穴，尺泽穴，内关穴。
下肢挛三针：鼠蹊穴，阴陵泉穴，三阴交穴。

一、组穴主治

中风后痉挛性瘫痪。

二、局部解剖与进针精要

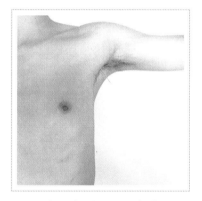

挛三针临床操作图（1）

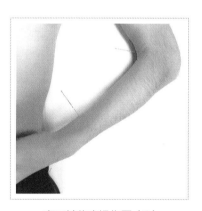

挛三针临床操作图（2）

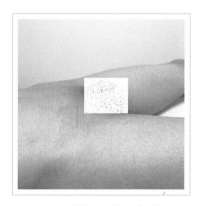

挛三针临床操作图（3）

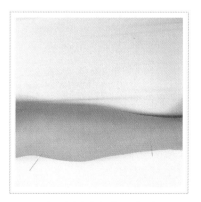

挛三针临床操作图（4）

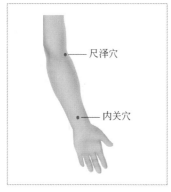 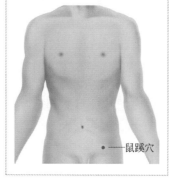 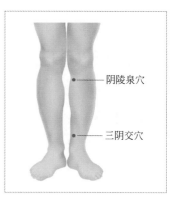

挛三针穴位图（1）　　　　挛三针穴位图（2）　　　　挛三针穴位图（3）

（一）极泉穴

1.穴位定位

上臂外展，在腋窝正中，腋动脉搏动处。

2.局部解剖

（1）针刺层次：皮肤—皮下组织—背阔肌腱—大圆肌。

（2）穴区神经、血管：主要有尺神经、正中神经、前臂内侧皮神经、臂内侧皮神经，及腋动脉分布。

3.操作方法

上臂外展，避开腋动脉，直刺或斜刺0.3～0.5寸。

（二）尺泽穴

1.穴位定位

在肘部，肘横纹中，肱二头肌腱桡侧凹陷处。

2.局部解剖

（1）针刺层次：皮肤—皮下组织—肱桡肌—肱肌。

（2）穴区神经、血管：有前臂外侧皮神经和桡神经干（深层），及桡侧返动、静脉分支与头静脉分布。

3.操作方法

直刺1～1.2寸。

（三）内关穴

1.穴位定位

曲泽穴（肘横纹中，肱二头肌腱尺侧缘）与大陵穴（腕横纹中央，掌长肌腱与桡侧腕屈肌腱之间）的连线上，腕横纹上2寸，掌长肌腱与桡侧腕屈肌腱之间。

2.局部解剖

（1）针刺层次：皮肤—皮下组织—掌长肌腱与桡侧腕屈肌腱之间—指浅屈肌—指深屈肌—旋前方肌。

（2）穴区神经、血管：有前臂内、外侧皮神经、正中神经和前臂掌侧骨间神经（深层），及前臂正中动、静脉与深层的前臂掌侧骨间动、静脉分布。

3.操作方法

直刺0.5～1寸，有向指端放射的触电感为佳。

（四）鼠蹊穴

1.穴位定位

髂前上棘与耻骨联合中点连线的中点直下腹股沟中，摸到股动脉搏动的外侧是穴，左右各1穴。

2.局部解剖

（1）针刺层次：皮肤—皮下组织—腹外斜肌腱膜—腹内斜肌—腹横肌—髂腰肌。

（2）穴区神经、血管：主要有髂骨股沟神经，腹壁浅动、静脉分支，及腹壁下动、静脉分布。

3.操作方法

直刺2～3寸，针感麻抽至耻骨联合或下肢。

（五）阴陵泉穴

1.穴位定位

在小腿内侧，当胫骨内侧髁后下方凹陷中。

2.局部解剖

（1）针刺层次：皮肤—皮下组织—半腱肌腱—腓肠肌内侧头和半腱肌腱。

（2）穴区神经、血管：浅层主要有小腿内侧皮神经本干，大隐静脉和膝最上动脉分支分布，深层有胫神经和胫后动、静脉分布。

3.操作方法

直刺1～2寸透阳陵泉穴。

（六）三阴交穴

1.穴位定位

在小腿内侧，内踝尖上3寸，胫骨内侧缘后方。

2.局部解剖

（1）针刺层次：皮肤—皮下组织—趾长屈肌—胫骨后肌—拇长屈肌。

（2）穴区神经、血管：主要有小腿内侧皮神经和胫神经（深层），及大隐静脉与胫后动、静脉分布。

3.操作方法

沿胫骨内侧缘向跟腱方向，与皮肤呈45°角进针1～1.5寸，有麻、胀或放电样针感为佳。孕妇禁针。

三、组方方义

上肢"挛三针"为极泉穴、尺泽穴、内关穴三穴。极泉穴在《针灸大成》有记载："主臂肘厥寒，四肢不收"，针刺极泉穴，可疏通经脉，使气机舒畅，血脉通利，气血调和，使上肢肌肉得以濡养。尺泽穴在《备急千金要方》有记载："四肢重痛，手足挛瘛惊，两臂转筋，手挛痛不可伸，臂不及头"。因尺泽穴为肺经合穴，手太阴经筋"结肘中"，根据"经脉所过，主治所及"，可治疗经筋循行所过处出现的痉挛和强直。内关穴为心包经络穴，通于阴维脉，外关穴为三焦经络穴，通于阳维脉，二穴同为八脉交会穴之一。《针灸大成》记载："内关主支满肘挛"，针刺内关穴透外关穴，可使三焦、心包及阴、阳维脉之经气疏通，宁心安神，平肝息风，舒肝降逆，故可醒神开窍、疏通气血、解痉止痛，缓解肢体痉挛状态。

下肢"挛三针"取鼠蹊穴、阴陵泉穴、三阴交穴。鼠蹊穴，又名"鼠仆"，鼠蹊穴在人体所在的位置，与下肢肌肉及肌腱、腱膜、骨膜等有着密切的联系，抬腿、内收大腿等肢体动作的发力都要通过鼠蹊穴，故针刺该穴可以起到松解痉挛肌肉的作用。《古法新解会元针灸学》有阴陵泉穴主："腿足湿痹麻木，中风偏枯，半身不遂"。《素问·阴阳应象大论》有："故善用针者，从阴引阳，从阳引阴"，针刺阴经的阴陵泉穴透刺阳经的阳陵泉穴，二穴分别为胆经、脾经之合穴，阴陵泉穴有健脾利湿，通利三焦的功能，阳陵泉穴为八会穴之筋会，可疏肝清胆，舒筋活络，主治筋之病，可调和阴阳，以缓解肌肉关节痉挛僵硬的状态。三阴交穴在《古今医统大全》中谓治"卒中者，卒然不省人事"。又如《针灸聚英》："经脉闭塞不通，（三阴交）泻之立通。"因脾主肌肉，肝主藏血以柔筋，肾主藏精以充骨，而三阴交穴为足三阴（脾、肝、肾）经交会穴，有补肾滋阴，生精益髓之功，故调理三阴交穴可健脾疏肝益肾并举，肌腠、气血、筋骨兼顾。悬钟穴又名绝骨穴，是八会穴之髓会，可舒筋通络，祛风湿，补脑益髓，强壮筋骨，采用三阴交穴透刺悬钟穴，可使三阴三阳经之气血贯通，和营卫，调阴阳，疏筋解痉，下肢痉挛得以缓解。

四、组方变化

上下肢挛缩严重者加点刺人中穴、中冲穴、极泉穴（开三针）；

手指、足趾挛缩严重者加阳溪穴、阳池穴、大陵穴（腕三针），太溪穴、昆仑穴、解溪穴（踝三针）。

（陈景杰，陈文君，古宬，徐敏鹏，张冠中）

第二篇　靳三针刺灸法

一、靳三针进针法

靳瑞教授非常注重进针时穴位的准确性。靳老认为，针刺发挥作用的基础是穴位，穴位取不准疗效就会受到影响。因此，靳老进针往往屏气凝神，押手仔细巡经探查，刺手持针抵近穴位，通过腕力和指力，将针快速准确地刺入穴位。靳老提倡捻转进针，不主张飞针，强调进针的速度，这样既可以减少疼痛，也保障了进针时穴位的准确性。

二、靳三针行针法

针刺留针时，靳老较少用电针，而更多推荐捻针。靳老曾经说过，电针的优点是刺激参数固定，便于调整，数据相对客观化，用于搞研究比较好。针灸是一个人文医疗行为，强调的是医生和患者之间的互动和交流，捻针可以增强这个过程，强化得气的感觉，可以提高疗效。在行针时，靳老往往小幅度慢速捻转，以求获得更好的针感，在儿童治疗行针时，更加注重手法的轻柔。一般每10min行针一次，每次每根针正反捻转3～5圈。

三、靳三针出针法

靳三针疗法有很多头皮针，例如颞三针、脑三针、四神针等，这些部位出针后，如果简单按压针孔部位，往往会形成皮下血肿，尤其在儿童的头部，往往形成一个包块，影响下一步的治疗。因此，靳老在出针时强调从针尖部位向针孔的方向顺序按压，这可以很好地压迫皮下由于针刺造成的隧道，防止皮下血肿形成。

四、靳三针刺法变化

靳三针疗法往往把一组主治和部位临近的穴位命名为一个穴组，便于记忆和使用。但是，在临床上，除了痛证以外，很多疾病是需要较长的疗程治疗的，如果长期反复刺激同一组穴位，往往会见到皮肤上的色素沉着，以及皮下结节的形成，这样就会造成针刺进针的困难，增加患者的疼痛，同时长期反复的刺激也降低了穴位的敏感性，降低了临床疗效。因此，对于疗程较长的疾病，例如小儿脑病，靳老主张灵活应用靳三针的组穴配方，今日可以选择其中的颞Ⅰ针，明日可以选择颞Ⅱ针，或者今日颞三针垂直向下，明日颞三针水平向后。这些方法都是靳三针组穴在角度、方向、多少方面的灵活应用，体现了靳瑞教授既勤求古训，又不拘泥于教条的钻研精神。

五、经络自血疗法

1.经络自血疗法的起源

自血疗法起源于"放血疗法"，在我国古代和西方都曾广泛应用。《黄帝内经》曾记载"刺络者，刺小络之血脉也""菀陈则除之，出恶血也"，用于治疗癫狂、头痛、暴喑、热喘、衄血。三国时期华佗用针刺放血治疗曹操的"头风症"。唐宋时期，本疗法已成为中医大法之一。《新唐书》记载：唐代御医用头顶放血法治愈了唐高宗的"头眩不能视症"。宋代已将该法编入针灸歌诀"玉龙赋"。金元时期，张子和在《儒门事亲》中的针灸医案，几乎全是针刺放血取效，并认为针刺放血，攻邪最捷。衍至明清，放血治病已甚为流行，针具发展也很快，三棱针已分为粗、细两种，更适合临床应用。杨继洲《针灸大成》较详细地记载了针刺放血的病案；叶天士用本疗法治愈喉科疾病；赵学敏和吴尚先收集了许多放血疗法编入《串雅外编》、《理瀹骈文》中。近代，尤其在民间仍广泛地应用放血疗法。

西方放血疗法的历史十分悠久。古埃及人认为，生病是由于血液不干净的缘故，用放血的办法来排除"污血"，能达到防病治病的目的。希波克拉底，被西方尊为"医学之父"，欧洲医学奠基人，古希腊医师，西方医学奠基人。提出"体液学说"，认为人体由血液、黏液、黄胆和黑胆四种体液组成，这四种体液的不同配合使人们有不同的体质。包括希波克拉底在内的许多古希腊医学家，普遍信奉"液体病理学说"，也都施行过放血疗法。盖伦是古罗马时期最著名最有影响的医学大师，他被认为是仅次于希波克拉底的第二个医学权威。盖伦大力提倡放血疗法，病情越严重，放血就要越多。盖伦根据患者的年龄、体质、季节、天气、地点、发病器官等构建了一套非常复杂的放血疗法体系。后来放血疗法又和星相结合在了一起，要根据对应的星座，在特定的时间对特定的身体部位放血。中世纪的欧洲理发师，是"小外科"的主要人物。他们最拿手的医疗方法就是放血。放血在当时更加风行，不但用于患者，还作为常规"保健措施"用于健康人，被视为"万能疗法"，每逢春、秋季，许多人，特别是有钱人都要定期接受放血，以"增强体质"，适应即将来临的气候变化。

应该说，在一定的条件下，放血是有益的，世界各地几乎都采用过放血疗法。我国中医、藏医、蒙医有时也使用放血方法（包括用水蛭吸血的方法）。但放血过多、过勤，显然不是好办法。盲目地听信、使用放血疗法，甚至放弃其他必要的治疗措施，这是导致某些悲剧产生的根源。

经络自血疗法是靳瑞教授临床常用的治疗手段之一，是用于提高人体免疫能力，提高针灸治疗效果的有效方法。经络自血疗法是通过采集患者自身静脉血，回注于经络及腧穴，以达到治疗目的的中医治疗方法，是放血疗法的进一步发展，是穴位注射的进一步发展。其集中医传统疗法的针刺、放血、穴位注射于一体，通过协调阴阳，调整脏腑，疏通经络，祛瘀生新，补虚扶正，活血止痛，从而达到治疗疾病的目的。相对应放血疗法，它安全、卫生、无污染。相对应穴位注射，它安全、经济、方便、疗效长、副作用小。

2.经络自血疗法的原理和适应证

中医理论认为血液是构成人体和维持生命的基本物质之一，具有很高的营养和滋润作用。气血精微输注于经络，则经络气血充盛，可以发挥其正常的抵御外邪，保卫机体的生理功能。

现代医学认为，应激和营养作用是经络自血疗法的主要作用。应激作用是经络自血疗法独特的治疗作用。自血以有效的刺激抗原，引起不发热的蛋白应激作用，提高机体功能，加速疾病治愈。自血穴位注射后一般需要7天才能完全吸收，通过穴位组织吸收后可产生持久刺激，取得良好的治疗作用。血液中含有血细胞、补体、酶类、激素及多种微量元素，对于病变组织具有良好的营养作用，通过组织液的渗透与吸收，可以直接参与组织内部的新陈代谢，也可以在被吸收分解后，间接营养组织。

自血疗法适用于多种疾病，代表性的疾病如下。

内科、妇科疾病	骨骼肌肉疼痛疾病	变态反应性疾病	皮肤病
咳嗽	颈椎病（落枕、神经根型、椎动脉型）	过敏性鼻炎	牛皮癣
肺胀（肺气肿、支气管炎）	腰肌劳损	哮喘缓解期	荨麻疹
体虚感冒	腰椎间盘突出/膨出症	食物过敏（海鲜、酒精）	湿疹
鼻渊（慢性鼻炎）	肩关节周围炎		皮炎
胃痛（胃溃疡、胃炎）	网球肘		皮肤瘙痒（老年性、糖尿病、过敏性）
便秘（老年性、青年性）	肌肉拉伤、关节扭伤		黄褐斑
溃疡性结肠炎	骨性关节炎（OA、腰椎）		痤疮
遗尿（尿失禁、前列腺增生）			
不寐、健忘			
中风（偏瘫、偏身感觉障碍）			
痛经			
月经不调			

3.经络自血疗法的禁忌证

虽然经络自血疗法临床应用广泛，但是应该严格掌握临床适应证，重视医疗安全。以下内容是经络自血疗法的禁忌证，出现以下情况，应禁止经络自血治疗。

① 生命体征不稳定（发热、血压不稳等）。

② 严重贫血。

③ 大量失血。

④ 凝血功能障碍。

⑤ 精神病患者。

⑥ 精神紧张、神经症患者。

⑦ 治疗不能配合。

4.经络自血疗法的临床操作

（1）器械准备　消毒托盘、棉签、5ml注射器、采血针、无菌手套、消毒棉、碘伏、止血带、砂轮、一次性注射针头。

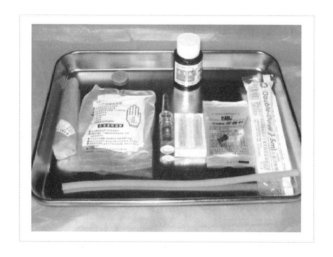

（2）采血前准备　采血前应探访患者，向其简要说明操作方法，避免不必要的紧张，选择采血部位和经络自血疗法运用的穴位。

（3）皮肤消毒　由于自血疗法所取的自身静脉血在采血时不加抗凝剂，因此在操作过程中尽量缩短操作时间，防止血液在注射器针管及针头内的凝血，在这一步中，在体位允许的情况下，尽可能将采血部位与注射穴位一并消毒。

① 采血

a.准备器械，选择体位，清洁术区；

b.准备 5ml 注射器和采血针；

c.连接采血针和 5ml 注射器；

d.绑止血带；

e.消毒皮肤；

f.刺中血管并将血液顺利采出，采血量 4 ～ 5ml；

g.出针，按压止血；

h.注意将采血针针管内的血液抽回到注射器内；

i.去掉采血针，安装一次性注射针头。

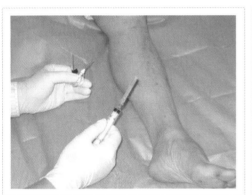

采血（1）

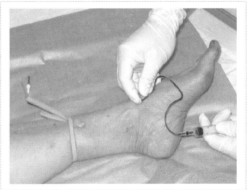

采血（2）

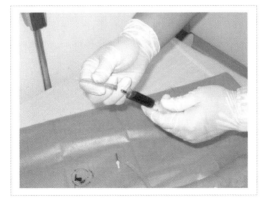

采血（3）

② 注射　按照针刺治疗取穴，原则上，取肌肉丰厚的部位（如背腧穴、四肢）和阿是穴（压痛点）。每次选取 1 ～ 2 个穴位，每穴注射自血 2.5 ～ 5ml。

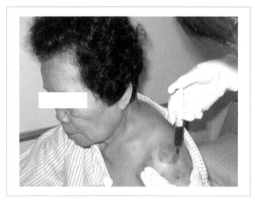

肩部经络自血注射

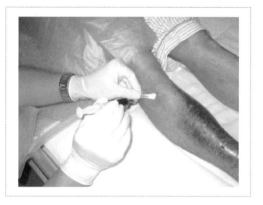

下肢经络自血注射（1）

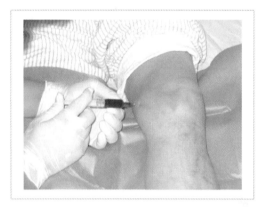

下肢经络自血注射（2）

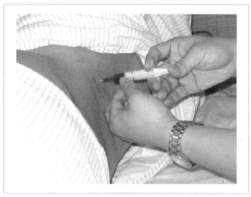

腰部经络自血注射

③ 疗程　每周治疗 1 ～ 2 次，4 ～ 6 次为 1 个疗程。

（刘刚）

第三篇　靳三针疗法临床应用

第一章　头面五官疾病

第一节　鼻炎

一、疾病概述

鼻疾，是在外鼻、鼻腔和鼻窦发生的疾病，常见原因有先天性畸形、结构异常、异物、外伤、感染、变态反应和肿瘤等。鼻炎是常见的多发的鼻疾之一，表现为鼻腔黏膜和黏膜下组织的充血或水肿，引起鼻塞、流涕、鼻痒等症状。鼻三针作为主穴，常用于鼻炎的针刺治疗。

鼻炎是一个广泛的概念，根据病因不同，可分为不同类型，如急性鼻炎、慢性鼻炎、过敏性鼻炎、鼻窦炎等。急性鼻炎，相当于中医学的"伤风鼻塞"，多因外感风邪引起，病程较短。慢性鼻炎，有慢性单纯性鼻炎和慢性肥厚性鼻炎之分，均属于中医学"鼻室"的范畴，多因肺经郁热或肺脾气虚，邪滞鼻窍而发病，鼻塞有间歇性、交替性的特点，日久，邪毒深入脉络，瘀阻鼻窍，病情进一步加重，鼻塞呈持续性，病程较长。过敏性鼻炎，与中医学的"鼻鼽"相当，多因肺气虚弱，卫表不固，风寒乘虚而入，津液停聚，鼻窍壅塞所致，起病急，缓解也快，常反复发作，病程一般较长。鼻窦炎，属于中医学"鼻渊"的范畴，有虚实之分，实证起病急，病程短，虚证病程长，缠绵难愈。

二、临床特点

鼻炎类型不同，临床特点各异。

（1）急性鼻炎 以鼻塞、多涕（鼻涕由清涕渐转为黏涕）为主要临床表现，伴有微恶寒、发热、周身不适等全身症状。四时均可发病，但冬春两季气候骤变、寒暖交替之时多见。中医证型有风寒袭鼻和风热袭鼻。

（2）慢性鼻炎 以鼻塞、鼻甲肿胀为主要临床表现。男女老幼均可发病，无季节及地域差别。慢性单纯性鼻炎患者鼻塞为间歇性、交替性，静息、卧床或受凉后加重，活动后减轻，鼻塞时嗅觉减退明显，通畅时嗅觉好转，对1%麻黄碱收缩反应良好；慢性肥厚性鼻炎患者鼻塞呈持续性，并渐进性加重，嗅觉减退明显，对1%麻黄碱收缩反应不敏感。中医证型有肺经郁热，邪犯鼻窍；肺脾气虚，邪滞鼻窍；及邪毒久留，瘀阻鼻窍。

（3）过敏性鼻炎 又称为变应性鼻炎，包括季节性和常年性两种临床表现，以突然和反复发作的鼻痒、喷嚏、大量清水涕、鼻塞为主要临床表现。多发于青壮年及儿童。中医证型有肺虚不固，鼻窍感寒；肺脾气虚，鼻窍失养；及肾阳亏虚，鼻窍失温。

（4）鼻窦炎 以流浊涕，量多不止，鼻塞，头痛为主要临床表现。有急性鼻窦炎和慢性鼻窦炎之分。急性鼻窦炎多伴有畏寒、发热等外感相关的全身症状；慢性鼻窦炎多伴有头昏、倦怠、失眠、注意力不集中、记忆力减退等全身症状。中医辨证有虚实之分，实证多见肺经风热、胆腑郁热和脾胃湿热；虚证多见肺气虚寒和脾气虚弱。

三、诊疗思路

从鼻塞、鼻涕、嗅觉异常、头痛这几个主要症状的特点和伴随症状，结合鼻镜检查，一般可以初步辨病和辨证。

鼻塞初起，鼻塞时嗅觉减退明显，通畅时嗅觉好转，流涕，涕黏或黏黄，鼻内黏膜充血红肿，伴发热重、恶寒轻、脉浮数，为风热袭鼻；

鼻塞初起，流清涕，鼻内黏膜充血肿胀，色淡白，伴发热轻、恶寒重，脉浮紧，为风寒袭鼻；

鼻塞持续不减，不闻香臭，甚至嗅觉失灵，鼻内黏膜充血肿胀，色暗红，鼻甲凹凸不平，多为邪滞脉络，气血凝滞；

　　间歇性鼻塞，流涕，涕稠黄，量多，头痛剧烈，口苦咽干，鼻内黏膜充血红肿较甚，多为胆经火热；

　　持续鼻塞，流涕，涕黄量多，头痛，头昏，头胀，为脾经有热；

　　阵发性鼻塞，鼻痒，喷嚏频作，流涕清稀，量多，鼻内黏膜苍白，为肺虚、肺脾气虚或肾阳虚，寒邪凝聚；

　　鼻塞已久，时轻时重，嗅觉迟钝，鼻内黏膜充血肿胀，色淡，多为肺气虚寒或脾气虚弱，若流涕，涕黄绿，胶结成块，时鼻内有臭气，为肺脾虚损，虚火燔灼，邪毒滞留；

　　鼻病已久，头痛绵绵，过劳则甚，或健忘，失眠，梦多，为气血亏虚。

　　必要时结合实验室检查和影像学检查，以明确病因，或判断病情。如通过鼻分泌物涂片和IgE抗体测定可以判断患者近期是否接触变应原；而鼻黏膜激发试验可以进一步明确变应原。如鼻窦X线平片和断层片是诊断鼻窦炎的重要手段，可以显示鼻腔大小、窦腔密度、液平面或息肉阴影等。

　　针刺治疗鼻炎，疗效肯定。其中，鼻三针缓解鼻塞不通等局部症状有立竿见影的效果，往往可取得针出症状明显减轻的效果，但要注意结合全身证候，辨证和辨经取穴，并在进行疗程治疗后，多数可达临床治愈。需注意，一些类型的鼻炎还需配合药物治疗，严重时行手术治疗。

四、靳三针疗法

　　选穴：鼻三针。

　　配伍变化：鼻塞甚者，加通天穴；头痛者，加上星穴、太阳穴、风池穴。风寒袭鼻配合谷穴、列缺穴、外关穴、大椎穴；风热袭鼻配合谷穴、尺泽穴、曲池穴、大椎穴；邪留鼻窍，气滞血瘀配背三针、合谷穴、太冲穴；肺经郁热配二间穴、内庭穴、尺泽穴；胆经郁热配头临泣穴、太冲穴、阳陵泉穴；脾胃湿热配三阴交穴、阴陵泉穴、内庭穴、足三里穴；肺虚寒客配背三针、合谷穴；脾肺气虚，寒滞鼻窍配背三针、足三里穴、太渊穴；肺肾阳虚配背三针、肾俞穴、三阴交穴、太溪穴。

五、临证发挥

滴鼻净等血管收缩剂用于缓解鼻塞，是临床常用的局部治疗药物，但推荐间断使用，长期使用会诱发药物性鼻炎；急性鼻炎还可看情况配合一些解热镇痛剂、抗生素和抗病毒药；慢性鼻炎可配合经络注血疗法，或中药内服，必要时行下鼻甲黏膜部分切除术、下鼻甲黏膜下组织切除术或下鼻甲骨切除术，或用射频消融术；过敏性鼻炎发作期的患者，往往需要配合迎香穴局部穴位注射（如单用维生素 B_1 100mg），破坏神经兴奋灶，或背三针经络注血疗法，缓解期者则需灵活使用灸法，包括天灸疗法，也可以选择西药配合，常用有抗组胺药物、局部糖皮质激素喷雾剂、抗白三烯药等；鼻窦炎可配合应用不同的抗生素滴鼻液，较重时可行上颌窦穿刺冲洗和鼻窦负压置换疗法，必要时行窦口鼻道复合体为中心的鼻窦外围手术、鼻窦根治术和功能性鼻内镜手术。此外。各型鼻炎的日常生活调护也需要重视。

参考文献

[1] 王德鉴，干祖望.中医耳鼻喉科学[M].上海：上海科学技术出版社，1985：34-59.

[2] 田道法.中西医结合耳鼻咽喉科学[M].北京：中国中医药出版社，2008：83-123.

[3] 彭增福.靳三针疗法[M].上海：上海科学技术文献出版社，2005：255-258，260-261.

[4] 袁青.靳三针疗法[M].北京：人民卫生出版社，2014：96.

[5] 庄礼兴.靳三针学术思想及靳三针疗法经验集成[M].北京：人民卫生出版社，2016：115-116.

[6] 刘瑞清.鼻三针治疗过敏性鼻炎的临床研究[D].广州：广州中医药大学，2016.

[7] 袁海光，贾乐乐.针刺联合热敏灸治疗慢性鼻炎37例[J].陕西中医药大学学报，2016，39（05）：79-80，88.

第二节　眼疾（视神经萎缩、近视等症）

一、疾病概述

　　眼疾，是在眼部结构中眼球、眼附属器、视路、眼部血管、眼部神经发生的疾病。常见眼疾有近视、斜视、结膜炎、角膜炎、白内障等。"眼三针"作为靳三针的重要组成部分，可以用于治疗视神经萎缩、黄斑色素变性、近视、远视、斜视、弱视、复视、青光眼、白内障等目系疾病，疗效显著，特别是对于视神经萎缩的治疗，在杏林中独树一帜。

　　视神经萎缩是视网膜神经节细胞及其轴突广泛损害，出现萎缩变性，以视功能损害和视神经乳头苍白为主要症状的一种致盲率较高的慢性眼底病。多因视网膜和/或视神经炎症、变性、缺血、外伤、遗传等因素，或眶内或颅内占位性病变的压迫，或其他原因所致视乳头水肿或青光眼等发病。视神经萎缩属于中医学"青盲"的范畴，由于先天禀赋不足，精血亏少，目系发育受损；或久病肝肾阴虚、心血亏虚、心脾两虚或脾肾阳虚，目窍失养；或头眼外伤或生癥瘕痞块，气血瘀阻，目窍闭塞，目系失荣。视神经萎缩是诸多内眼疾病的最终结局，甚难速效。

二、临床特点

　　视神经萎缩分为原发性和继发性两大类，均有不同程度的视力下降，甚者全盲，查体可见瞳孔对光反射减弱或消失，视野缺损呈多种改变。但是原发性视神经萎缩为下行性病变，是筛板以后的视神经、视交叉、视束和外侧膝状体的神经纤维萎缩，眼底镜下视神经乳头颜色苍白，筛板孔明显可见，边界清楚，视网膜、视网膜血管和黄斑区均可正常；继发性视神经萎缩为上行性病变，是筛板以前视盘和视神经球内段的神经纤维萎缩，眼底镜下视神经乳头颜色苍白或色淡黄，边界模糊，生理凹陷消失，筛板孔不可见，视网膜动脉变细，伴有白鞘，周边视网膜可见出血和渗血等。

中医证型有肝肾阴虚、脾肾阳虚、心脾两虚、肝郁气滞、气血瘀阻。

视力渐降，终致失明，兼有双眼干涩，头目昏花，耳鸣耳聋，腰膝酸软，形体消瘦，男子遗精，女子经少，脉细数多为肝肾亏虚。

兼有面色㿠白，形寒肢冷，精神萎靡不振，食少便溏，脉沉细多为脾肾阳虚。

兼有面白无华，心悸失眠，头晕健忘，食欲缺乏，神疲乏力，妇女经少色淡或淋漓不尽，脉细弱多为心脾两虚。

兼有精神抑郁，喜太息，胸胁胀闷，胁痛口苦，脉弦细涩。

有外伤史或颅内有癥瘕痞块，兼或有头痛、泛恶、食欲缺乏，甚至头痛、恶寒、发热、恶心呕吐、不省人事等，多为气血瘀阻。

三、诊疗思路

一般通过眼部检查即可诊断本病，通过伴随症状的特点，可以辨证分型，通过X线、CT、MR等检查，可以排除颅内占位性病变。

视神经萎缩病机复杂，多虚，久病多瘀，余邪未清，病情严重。针刺治疗可以以眼三针为主，结合全身证候，辨证和辨症取穴，但治疗周期长，需给予耐心。另外，对于占位性病变导致继发性视神经萎缩者，需考虑手术治疗。

四、靳三针疗法

选穴：眼三针、脑三针、风池穴、养老穴、光明穴。

配伍变化：肝肾亏虚配足三针、肝俞穴、肾俞穴，头目昏花、耳鸣耳聋加四神针；脾肾阳虚配脾俞穴、肾俞穴、命门穴，形寒肢冷加灸关元穴、百会穴；心脾两虚配心俞穴、膈俞穴、足三里穴，眩晕、心悸加风池穴、四神针，失眠加定神针、内关穴、三阴交穴；肝郁气滞配太冲穴、肝俞穴，胸胁胀痛加内关穴、期门穴；气血瘀阻配太冲穴、合谷穴。

五、临证发挥

针刺眼三针治疗视神经萎缩时，行针多用刮针法，针后患者眼球后部应有热感出现为佳，不可强求，一般年龄较轻，体质较强者，气致较快，若体质较差，针下热感往往不明显，或迟迟不见。针刺的治疗周期长，往往可以配合眼周穴位，如攒竹穴、丝竹空穴、太阳穴、四白穴等，以避免出现穴位、经络疲劳现象。对于原发性视神经萎缩，则多在枕叶视觉中枢头皮投影区取穴，如脑三针、枕上正中线、枕上旁线、枕下旁线，同时配合胆经完骨穴，完骨穴向同侧目外眦针刺，并使用循法，从完骨穴向目外眦方向轻轻叩打，使针感向眼区放射。

对于肝肾亏虚、脾肾阳虚、心脾两虚、肝郁气滞者，可以选取B族维生素在四肢配穴和背俞穴进行交替穴位注射；对于气血瘀阻者，可以选取改善循环的中药针剂在足三里穴、血海穴、膈俞穴等穴进行交替穴位注射。

参考文献

[1] 廖品正，陆绵绵.中医眼科学[M].上海：上海科学技术出版社，1986.

[2] 彭增福.靳三针疗法[M].上海：上海科学技术文献出版社，2005：249-252.

[3] 袁青.靳三针疗法[M].北京：人民卫生出版社，2014：91-93.

[4] 庄礼兴.靳三针学术思想及靳三针疗法经验集成[M].北京：人民卫生出版社，2016：143-145.

[5] 郑懿德.眼三针结合辨证分型选穴治疗视神经萎缩的临床研究[D].广州：广州中医药大学，2010.

[6] 梁芮瑾.眼三针配合穴位注射治疗视神经萎缩临床疗效观察[D].南宁：广西中医药大学，2016.

第三节 三叉神经痛

一、疾病概述

三叉神经痛是指三叉神经分布区反复出现的阵发性、短暂、剧烈的疼痛，而不伴有相应区域感觉缺失等三叉神经功能破坏症状的疾病。常于40岁后起病，女性较多。三叉神经痛有原发性和继发性之分。原发性三叉神经痛病因尚未明确。继发性三叉神经痛，多因颅底或桥小脑角的肿瘤、转移瘤和脑膜炎、脑干梗死、多发性硬化等侵犯三叉神经的感觉根或髓内感觉核发病。

三叉神经痛属于中医学"面痛"的范畴。常因风寒邪气客于面部手足经络，致使经脉拘急收引所致；或肝气郁结，郁而化火，挟胃热循经上扰面部经络；或素体阴虚，阴虚火旺，虚火上炎，烧灼筋脉所致。

二、临床特点

三叉神经痛分原发性和继发性。

原发性三叉神经痛的临床特点如下。① 发作年龄在40岁以上者多见。② 阵发性闪电样、刀割样剧烈疼痛，每次10s到1 ～ 2min，反复发作，性质相同，发作间歇期无症状，睡眠后也常无症状。③ 疼痛位于一侧三叉神经的某一支或多支的分布区内，不越界侵犯喉、颈部、枕部或对侧。④ 两侧同时患病者很少见，若有，多是有先后之分，或是一侧轻一侧重。⑤ 患者因面颊部、唇、口腔常有"敏感点"，即"扳机点"，当口、舌运动或有外来的刺激时，可引起阵发性疼痛。⑥ 神经系统检查很少有阳性体征发现，若合并炎症，可有感觉减退或过敏。⑦ 本病自愈者极少，不痛期长短不同，短者几日，长者数年，发作呈周期性，但一次较一次重。

继发性三叉神经痛的临床特点如下。① 发病前或发病中有其他有关疾病的临床表现。② 疼痛发作的持续时间长，发作间歇期仍有疼痛。③ 有三叉神经麻痹的体征。如三叉神经分布区的感觉减退或消失等。④ X线和脑脊液检查常有异常发现。⑤ CT和MR检查有助于发现原发病灶。

中医证型有风寒上扰型、风火上扰型、气滞血瘀型和肝胃郁热型。

面痛遇寒则甚、得热减轻，伴有感受风寒史，鼻塞流涕，脉浮紧，多为风寒上扰；

痛多灼热、火烧或电击样，多有明显"扳机点"，畏惧风热刺激，伴有目赤流泪，脉弦滑，多为风热上扰；

常有外伤史，或病程日久，痛如锥刺或刀割，痛点多固定不移，舌暗或有瘀斑，脉涩，多为气滞血瘀；

疼痛呈灼痛，或左或右，疼痛剧烈，伴面红目赤，流泪流涎，消谷善饥，口疮，便干溲黄，舌红，苔黄或黄腻多为肝胃郁热。

三、诊疗思路

一般通过典型症状和体征检查，即可诊断本病，通过伴随症状的特点，可以辨证分型，通过病毒检测、CT、MR等检查，有助于发现原发病灶，对症治疗。

三叉神经痛是一种顽固难治之症。针刺治疗可以以叉三针为主，再根据痛点循经取穴，通过近部取穴与远端取穴相结合，并配合全身证候，辨证和辨症取穴，方取得较为巩固的近远期疗效，当复发后再治疗仍可见效。对于针刺治疗，乃至配合药物治疗，效果不满意者，可行神经阻滞术，必要时可行三叉神经感觉根部分切断术、三叉神经脊束切断术等手术治疗。

四、靳三针疗法

选穴：叉三针、合谷穴。

配伍变化：眼支（第一支）分布区加丝竹空穴；上颌支（第二支）分布区加迎香穴、颧髎穴；下颌支（第三支）分布区加颊车穴、承浆穴。风寒型配风池穴、外关穴；风热型配曲池穴、外关穴；气滞血瘀型配血海穴、内关穴、三阴交穴、太冲穴；肝胃郁热型配阳陵泉穴、上巨虚穴、行间穴、内庭穴。

五、临证发挥

针刺治疗三叉神经痛时，面部穴位需调整针刺的角度和深度，尽量找到相应神经，以产生理想的放射感，如鱼腰穴、阳白穴对应眶上神经，太阳穴对应颞神经、睫状神经节，下关穴对应翼腭神经节，四白穴、迎香穴、颧髎穴对应眶下神经，大迎穴对应颊神经，承浆穴对应颏神经。至于远端取穴，按照疼痛的部位分辨归属经脉后，选该经脉远端的郄穴或五腧穴的输穴（依据《灵枢·顺气一日分为四时》曰："病时间时甚者，取之输"，行泻法）。

若针刺效果欠理想，可以增加对面部穴位刺激的强度，配合其他穴位疗法，如穴位注射、刺络拔罐、埋线疗法等。另外，近期效果需要数次才能起效，可以增加每天治疗的频次。

三叉神经发作与情绪和疲劳有关，发作期间避免过度劳累，避免精神刺激，避免刺激性药物。

参考文献

[1] 吴江. 神经病学 [M]. 北京：人民卫生出版社，2010：117-118.

[2] 赖新生，黄泳. 针灸方药合璧 [M]. 北京：人民卫生出版社，2007：96-109.

[3] 彭增福. 靳三针疗法 [M]. 上海：上海科学技术文献出版社，2005：213-216.

[4] 袁青. 靳三针疗法 [M]. 北京：人民卫生出版社，2014：93-94.

[5] 庄礼兴. 靳三针学术思想及靳三针疗法经验集成 [M]. 北京：人民卫生出版社，2016：127-128.

[6] 沈学勇. 经络腧穴学 [M]. 北京：中国中医药出版社，2010：59，66-68，188，234，247.

[7] Anne M. R. Agur，Arthur F. Dalley 著. 瞿佳主等译. Grant 解剖学图谱 [M]. 第 13 版. 北京：金盾出版社，2014：830-835.

第四节　面瘫

一、疾病概述

面瘫有中枢性面瘫和周围性面瘫之分。本篇所述为周围性面神经炎，属于周围性面瘫，多因茎乳孔内面神经管内段的面神经急性非化脓性炎症引起，亦可见于疱疹病毒等感染所致，以口角（眼）向一侧歪斜为主要症状的病证。本病可发生于任何年龄，多见于冬季和春季，多为单侧，多发病急速，症状可于数小时或 1～3 天达到高峰。

面瘫属于中医学"口眼㖞斜"的范畴。常因正气不足，一侧面部脉络空虚，卫外不固，风寒或风热之邪乘虚而入，侵犯手太阳小肠经、足阳明胃经、足太阳膀胱经之经筋、脉络，导致一侧面部气血痹阻，经络失养，筋肉失于约束，肌肉弛缓不收。日久，局部气血虚损，面部筋肉失去濡养，而枯槁难复。

二、临床特点

患者常于清晨洗漱时发现或被他人发现一侧面部肌肉板滞、瘫痪，口眼㖞斜，漱口时水从患侧口角溢出，进食时食物滞于病侧颊齿之间。病初可伴患侧乳突区、耳内或下颌角疼痛。部分患者外耳道及耳廓部位还可能出现疱疹。检查可见患侧额纹消失，眼裂增大，露睛流泪，鼻唇沟变浅，口角下垂并歪向健侧，部分患者连人中沟、颏唇沟也歪向健侧，不能皱眉、蹙额、闭目、露齿、鼓腮。另外，根据病变影响到面神经的节段不同，除了面瘫症状外，还可以叠加出现不同的临床表现。由茎乳孔往上数，病变影响到鼓索神经，叠加出现病侧舌前2/3味觉障碍；病变影响到镫骨肌支，叠加出现听觉过敏，过度回响；病变影响到膝状神经节，叠加出现同侧唾液、泪腺分泌障碍，面部出汗障碍。病程迁延日久，可出现瘫痪肌挛缩，出现面肌痉挛（面瘫倒错），或鳄泪征（进食咀嚼时，患侧眼流泪）。肌电图显示单相波或无动作电位，多相波减少，甚至出现正锐波和纤颤波。

中医证型有风寒外袭型、风热外袭型和气血不足型。

发病初期，常有面部遭受风吹病史，舌淡，苔薄白，脉浮紧，多为风寒外袭；

发病初期，多继发于感冒，发热，舌红，苔薄黄，脉浮数，多为风热外袭；

多见于恢复期或病程较长者，神疲乏力，少气懒言，面色萎黄，舌淡，脉弱，多为气血不足。

三、诊疗思路

需与其他有表情肌瘫痪的疾病鉴别。如见双侧表情肌瘫痪，伴有肢体对称性下运动神经元瘫痪，多见于Guillain-Barre综合征，即急性炎症性脱髓鞘性多发性神经病。如起病缓慢，常伴有其他脑神经麻痹，及原发病特殊表现，多见于糖尿病性神经病变，或桥小脑角肿瘤、多发性硬化、颅底脑膜炎、鼻咽癌颅内转移等。

周围性面神经炎的转归与发病时的神经损伤部位密切相关。一般来说，损伤部位低者恢复较快，损伤部位高者恢复较慢。面神经损伤部位的高低可通过周围性面瘫的早期表现进行判断，具体方法是：面瘫合并耳部疱疹或乳突部疼痛剧烈，膝状神经节段受累者预后最差；泪液减少，岩浅大神经段受累者其次；听觉过敏，镫骨肌神经段受累者次之；味觉减退，鼓索神经段受累者，部位较低，预后较好；无上述合并症状者，多为鼓索外段神经受累者，其部位最低，预后最好。

一般而言，周围性面瘫经过恰当的治疗后，在起病后1～2周开始恢复，通常约80%患者可以在数周或1～2个月基本恢复正常。1/3患者为部分性麻痹；2/3为完全性麻痹，其中约有16%不能恢复。年轻人一般所需疗程较短，预后较好；老年人所需疗程较长，若合并有糖尿病、动脉硬化、高血压病、心肌梗死等，则多数恢复不全。

以面瘫针为主，配合全身证候，辨证和辨症取穴，治疗面瘫具有卓效，是目前治疗本病安全有效的首选方法。对于肯定面肌不能恢复或9个月尚不能恢复的病者，可考虑做面-副神经或面-膈神经吻合术。复发病例可考虑面神经管减压术。

四、靳三针疗法

选穴：面瘫针、牵正穴、翳风穴、双侧合谷穴。

配伍变化：抬眉困难加攒竹穴、丝竹空穴；迎风流泪加承泣穴；听觉过敏加耳门穴透听宫穴、听会穴透翳风穴；人中沟歪斜加水沟穴；颏唇沟歪斜加承浆穴。风寒外袭加风池穴、外关穴；风热外袭加曲池穴、大椎穴；气血不足加足三里穴、三阴交穴。

在急性期，面部穴位浅刺，手法不宜过重，肢体远端的腧穴行泻法且手法宜重，风池穴、大椎穴用泻法；在恢复期，面部腧穴均行平补平泻手法，合谷穴泻健侧、补患侧，足三里穴、三阴交穴施行补法，特别是辨气血不足型时。

五、临证发挥

1. 面瘫急性期

发病1周以内，为面神经炎症水肿进展期。针刺治疗应少取穴，浅刺，弱刺激，或者局部不取穴而以循经远取穴为主治疗，对控制病情进展有好处。注意，避免强刺激，特别慎用电针治疗。可配合药物减轻水肿、改善血液循环、营养神经，特别是疱疹病毒感染引起的hunt综合征，需要足程的抗病毒治疗。

接受生活指导。

① 保护眼睛，减少用眼，外出时戴墨镜保护，同时滴一些有润滑、消炎、营养作用的眼药水，睡觉时可戴眼罩或盖纱块保护。

② 面部注意避免风寒侵袭，外出戴口罩、围巾；洗头时，要及时吹干头发。

③ 治疗期间，要注意适当休息，忌房事，不可过度疲劳。同时注意天气变化，及时添加衣物，防止加重病情。

2. 面瘫恢复期

发病1周至1个月以内。针刺治疗以局部取穴为主，配合循经远取，是治疗面瘫的关键时期。面瘫早期，急性期除外，应用电针有利于面神经功能的恢复。若出现连续3～5天，症状无明显恢复，可在电针的基础上，加上患侧面部闪罐，若病情恢复仍停滞不前，可增加局部刺激的强度，从面部隔姜灸致局部皮肤潮红，到皮肤针局部叩刺致皮肤潮红、充血，并有微微出血。注意，恢复中、后期不宜使用电针，可能会引起面肌抽搐。

另外，患侧面部表情肌出现运动后，进行抬眉训练、蹙眉训练、闭眼训练、耸鼻训练、示齿训练、努嘴训练和鼓腮训练，每日训练2～3次，每个动作训练10～20次，可促进整个面部表情肌运动功能恢复正常。

3. 面瘫后遗症期

发病3个月至半年以上（恢复期1～3个月，可根据患者具体情况或划为恢复期，或划为后遗症期，两期不可拘泥时日绝对划分）。后遗症状，需对症选穴，配合深刺、透穴等方式，或多种疗法，加强刺激量，仍有一定恢复作用。

参考文献

[1] 吴江. 神经病学 [M]. 北京：人民卫生出版社，2010：118-120.

[2] 赖新生，黄泳. 针灸方药合璧 [M]. 北京：人民卫生出版社，2007：82-95.

[3] 彭增福. 靳三针疗法 [M]. 上海：上海科学技术文献出版社，2005：211-213.

[4] 袁青. 靳三针疗法 [M]. 北京：人民卫生出版社，2014：95-96.

[5] 庄礼兴. 靳三针学术思想及靳三针疗法经验集成 [M]. 北京：人民卫生出版社，2016：134-136.

[6] 王声强，王子臣. 如何判断周围性面瘫的预后转归？[J]. 中医杂志，2006，47（11）：872-873.

[7] 陈武将. 刺血疗法在周围性面瘫治疗中的作用研究 [D]. 广州：广州中医药大学，2016.

第五节　面肌痉挛

一、疾病概述

面肌痉挛是以一侧面部肌肉阵发性、不自主抽动为特点，而无神经系统其他阳性体征的疾病。多见于中老年，女性多于男性。多限于一侧，两侧受累较少。本病病因不明。

面肌痉挛属于中医学"面风""筋惕肉瞤"的范畴。因外邪阻滞面部经络，或邪郁化热、壅遏面部经脉，使局部气血运行不畅，筋脉拘急而抽动；也可因肝风内动，上犯面部经脉，气血不和所致；或阴虚血少，筋脉失养，导致虚风内动而抽搐。

二、临床特点

一侧面部肌肉阵发性抽搐，起病时从眼轮匝肌的轻微抽动开始，逐渐向眼睑、口角、整侧面肌扩散，重者眼轮匝肌抽动致睁眼困难，痉挛范围不超过面神经支配区。每次抽动数秒至数分钟。精神紧张、疲劳和自主运动时加重，睡眠时消失，少数可伴有面部轻微疼痛。神经系统检查无其他阳性体征或仅有轻度面瘫。后期，部分患者出现面肌轻度无力和萎缩。肌电图检查显示肌纤维震颤和肌束震颤波。

中医证型有风邪外袭型、肝风内动型和阴虚风动型。

伴有恶寒，鼻塞，舌淡，苔薄白，脉浮，多为风邪外袭；

时感头胀、头晕，急躁易怒，每遇到心情不畅，抽搐加剧，舌红，苔腻，脉弦细有力，多为肝风内动；

眩晕耳鸣，口咽干燥，五心烦热，潮热颧红，舌红少津，脉弦细数，多为阴虚风动。

三、诊疗思路

需与其他有面肌阵发性抽动的疾病鉴别。

① 功能性睑痉挛：常见于中年以上女性患者，仅局限于眼睑肌痉挛，无下部面肌抽搐，常为双侧性。

② 习惯性抽动症：常见于儿童和青壮年，有较为明显的肌肉收缩，多与精神因素有关，可自主控制，肌电图正常。

③ Meige综合征：又称睑痉挛-口下颌肌张力障碍综合征，多见于老年女性，主要为双侧睑痉挛，伴口、舌、面肌、下颌、喉及颈肌肌张力障碍。

针刺治疗面肌痉挛可以以面肌针为主，结合全身证候，辨证和辨症取穴，一般可缓解症状，减少发作次数和程度。但对于病程较长而症状较重者，针刺疗法疗效差，可以作为辅助治疗，而选用口服多种镇静、抗癫痫药物为主。若效果仍不满意者，可考虑行肉毒素A局部注射。

四、靳三针疗法

选穴：面瘫针、翳风穴。

配伍变化：风邪外袭加风池穴、合谷穴；肝风内动加阳陵泉穴、太冲穴；阴虚风动加太溪穴、三阴交穴。

五、临证发挥

面部穴位刺激不宜过大，遂手法宜轻柔。临床上面肌针可以配合电针，一般以四白穴和下眼睑阿是穴为一组，地仓穴和口禾髎穴或迎香穴为一组，选用连续波的密波，电流强度以局部稍感电流但未引起肌肉跳动为宜；严禁强度过大，出现局部肌肉剧烈跳动，而造成新的痉挛。

参考文献

[1] 吴江.神经病学[M].北京：人民卫生出版社，2010：120-121.

[2] 贾建平.神经病学[M].北京：人民卫生出版社，2008：337.

[3] 王启才.针灸治疗学[M].北京：中国中医药出版社，2007：71-72.

[4] 彭增福.靳三针疗法[M].上海：上海科学技术文献出版社，2005：216-218.

[5] 袁青.靳三针疗法[M].北京：人民卫生出版社，2014：94-95.

第六节 耳疾

一、疾病概述

耳疾，是在外耳、中耳和内耳发生的疾病，常见原因有先天性畸形、感染、中毒、外伤和肿瘤等。耳鸣、耳聋是临床上常见的耳疾之一，是耳三针的适用证。

耳鸣是指在没有外界声音刺激的情况下，发生于耳内或头颅内的异常声音感觉。耳聋是指不同程度的听力减退，甚至失听。耳鸣与耳聋，可以作为多种耳科疾病或全身疾病的症状之一，也可单独成为一个疾病。

一般文献常把耳鸣、耳聋并列论述。由于耵聍、异物、脓耳等导致的，不在本节内讨论。常因外感风邪，上扰耳窍，蒙蔽清窍；或因肝气郁结，郁而化火，上扰耳窍；或因饮食不节，脾胃受损，聚湿成痰，痰郁化火上炎，耳窍被扰；肾精伤耗，髓海空虚，精气不能上奉于耳；脾胃虚弱，气血生化不足，经脉空虚，耳失荣养。

二、临床特点

耳鸣表现为自觉耳内鸣响，声调高低不一，强弱有别，或如蝉鸣，如铃声，如风声，如潮声，如雷鸣，如哨声，如汽笛声等。耳聋表现为听力不同程度减退或完全丧失，部分患者伴有耳鸣、耳道阻塞感。

中医证型有风热侵袭型、肝火上炎型、痰火郁结型、肾精亏虚型和脾胃虚弱型。

开始多有感冒症状，起病较速，继之猝然耳鸣、耳聋，自感耳中憋气作胀，有阻塞感，伴恶风，发热，头痛，口干，苔薄白或薄黄，脉浮数，多为风热侵袭；

耳鸣如闻潮声，或如风雷声，耳聋时轻时重，每于郁怒之后，耳鸣、耳聋突发或加重，或有耳胀、耳痛，伴头痛，目红面赤，口苦咽干，心烦易怒，夜寐不安，大便秘结，舌红，苔黄，脉弦数，多为肝火上炎；

耳鸣如蝉，或"呼""呼"作响，有时闭塞憋气，听音不清，伴头晕目眩，胸闷脘满，咳嗽痰多，舌红，苔黄腻，脉弦滑，多为痰火郁结；

耳聋渐至，耳鸣昼夜不息，夜间尤甚，兼虚烦失眠、头晕、腰膝酸软，舌红，苔少或无，脉弦细或细弱，多为肾精亏虚；

耳鸣、耳聋时轻时重，遇劳加重，休息则减，伴倦怠乏力，食少腹胀，便溏，舌淡，苔薄白或腻，脉细弱，多为脾胃虚弱。

三、诊疗思路

临床医学的耳聋有突发性耳聋、噪声性耳聋、感音神经性耳聋、功能性耳聋、药物中毒性耳聋等之分，各种听力检查有助于诊断。一般在通过专科明确诊断后，再行针灸施治。

以耳三针为主，结合全身证候，辨证和辨症取穴，治疗耳鸣、耳聋有较好的效果，尤其是病程短、年轻、实证患者，经过及时恰当的治疗，有可能全部或部分恢复听力，耳鸣减轻或消失，预后较好；若病程较长、年龄较大、虚证者，往往难以恢复听力，且可能有顽固性的耳鸣。耳鸣的治疗效果较耳聋的要差。

四、靳三针疗法

选穴：颞三针、耳三针、合谷穴、外关穴、中渚穴。

配伍变化：风热侵袭配风池穴、曲池穴、合谷穴；肝火上炎配阳陵泉穴、行间穴、足临泣穴；痰火郁结配丰隆穴、上巨虚穴、内庭穴；肾精亏虚配关元穴、肾俞穴、太溪穴、三阴交穴；脾胃虚弱配气海穴、脾俞穴、足三里穴、隐白穴。

五、临证发挥

治疗神经性耳聋等听神经受损导致的耳鸣、耳聋，病位较深，听宫穴、听会穴要张口深刺，以达病位。对于顽固性的耳鸣、耳聋，可以配合四神针、颞三针、脑三针，以加强局部刺激。至于小儿因耳聋而丧失学习语言的机会所导致的聋哑，可以配合智三针、四神针等靳三针中的益智类组穴，但要结合相关康复训练，特别需要注重带针下进行训练。

参考文献

[1] 王德鑑，干祖望. 中医耳鼻喉科学 [M]. 上海：上海科学技术出版社，1985：25-29.

[2] 彭增福. 靳三针疗法 [M]. 上海：上海科学技术文献出版社，2005：252-255.

[3] 袁青. 靳三针疗法 [M]. 北京：人民卫生出版社，2014：97.

[4] 庄礼兴.靳三针学术思想及靳三针疗法经验集成[M].北京：人民卫生出版社，2016：163-164.

[5] 冯爱春，李桂敏，殷建权.头针配合耳三针治疗老年性耳鸣43例[J].浙江中医杂志，2010，45（05）：356.

[6] 梁银平.针刺配合综合疗法治疗突发性耳聋的临床疗效观察[D].广州中医药大学，2015.

（陈俊琦）

第二章　儿童脑病

第一节　孤独症

一、疾病概述

1.定义

孤独症（autism）也称为自闭症，是一种起病于儿童期的严重精神疾病。从1943年Kanner首先报道儿童孤独症，到目前为止该病的诊疗已经历了70年，我国卫生部于2010年7月制定并颁布了《儿童孤独症诊疗康复指南》，该病以男孩多见，其患病率与种族、地域、文化和社会经济发展水平无关。孤独症是一类起病于3岁前，以社会交往障碍、沟通障碍和局限性、刻板性、重复行为为主要特征的心理发育障碍，是孤独谱系障碍中最具有代表性的疾病。自闭症在《国际疾病分类》（第十版）中归于广泛性发育障碍，它包括儿童孤独症、Asperger综合征、非典型孤独症等及其未特定的广泛性发育障碍，美国诊断已将以上症状统称为孤独谱系障碍（ASD），其核心症状为社交沟通障碍和局限、重复行为。

2.发病特点

目前引起孤独症的直接因素并不清楚，大家广泛认为生物学因素是其发病的根本原因，即遗传因素、孕产期高危因素、脑器质性病变、代谢因素和免疫因素；而社会的隔离可能在孤独症的发生过程中起到一定的作用；家庭环境不良与教养方式不当使孤独症患儿的沟通和交往障碍尤为突出，往往预后不良。孤独症中约2/3患儿出生后逐渐起病，约1/3的患儿在经历了1～2年的正常发育后退行性起病。由于早期患儿家长缺乏对儿童正常发育过程的了解，而对发育异常忽视，因此孤独症患儿的真正起病时间很难确认。儿童孤独症症状很复杂，主要表现为以下三大核心症状：① 社会交往障碍；② 交流障碍；③ 兴趣狭窄和刻板重复的行为方式。除了以上核心症状外，孤独症患儿还存在自笑、情绪不稳定、冲动、易攻击他人等行为，且认知发展多不平衡，有的患儿可在音乐、绘画、机械记忆等方面相对较好或具备超常能力。多数患儿同时存在睡眠障碍、精神发育迟滞和注意障碍等。

二、临床特点

1.西医临床

即患儿在社会交往方面存在质的缺陷，他们缺乏与人交往的兴趣，也缺乏正常的交往方式与技巧：即患儿在言语交流和非言语交流方面均存在障碍，其中以言语交流障碍最为突出，包括言语发育迟缓或缺如、言语理解能力受损、言语形式及内容异常、语调语速等异常和言语运用能力受损。患儿喜欢使用僵化刻板、一成不变的思维方式应付日常生活，具体表现为患儿兴趣较少，通常对玩具、动画片等儿童感兴趣的事物不感兴趣，但却喜欢看广告、旋转物品、车轮、重复动作、排列物品、听某段音乐或某种单调重复的声音等，有一部分患儿可表现出独特的能力；患儿的行为方式刻板重复，喜欢用同一种方式做事，拒绝日常生活规律或环境的变化，反之他们就会出现烦躁不安的严重情绪反应，患儿会反复玩一种玩具，反复画一幅画或写几个字，走同一条固定路线，坚持把物品放到固定位置，只吃少数几种食物。患儿对人和动物通常缺乏兴趣，但对一些非生命物品产生强烈依恋，如瓶子、绳子、硬币等都有可能让患儿爱不释手，随身携带。

2.中医临床

中医古代文献中没有关于自闭症病名的记载，根据历代医家的描述，本病可归属于"语迟""胎弱"等范畴。自闭症病位在脑，同心、肝、肾三脏密切相关，脑主宰生命活动，人的视、听、言、动及思维感觉、记忆等均与脑的功能有关。肾为先天之本，藏精生髓，若先天肾精不足，导致肾精亏虚不能化髓充脑，神明用之不足，元神不得滋养，则出现精神活动异常；精亏髓少，骨骼失养，则生长缓慢、身材矮小、囟门迟闭、骨骼痿软；脑髓不充，则智力迟钝、语言迟缓。心主神明，心藏神，人体的精神、意识、思维活动都是"神"的具体表现，心主神志功能不正常，表现为神志不宁、反应迟钝、精神萎靡等；自闭症儿童不认亲疏、表情淡漠、不喜交际、听而不闻、言语重复、语难理解、行为怪异、兴趣狭窄、貌聪无慧等表现皆因心神失养所致。肝主疏泄，具有调畅气机和舒畅情志的作用，肝的生理功能是主升、主动，主气机的畅达、升发，对儿童的生长发育至关重要；长期的肝气郁结，升发不利，势必造成儿童生长发育迟缓，内心及行为上的内向、孤独，最终导致自我封闭的状态；肝开窍于目，肝的经脉上系于目系，因此，肝的功能也可以反映眼睛的活动状态，自闭症儿童目不视人，缺少目光对视，主动回避眼神的表现，也都可以认为是肝失疏泄、升发不利的表现。

三、诊疗思路

自闭症儿童症状表现复杂，涉及领域繁多，其在不同年龄阶段间具有一定的发展性。因而，在临床上尚没有单一完善的诊断工具和方法。目前最为普遍认可的诊断过程是由语言治疗师、心理学家、儿科医生等多学科评估小组，根据诊断手册的指导，对个体进行语言、社会交往以及行为兴趣三方面的评估，然后综合结果给予诊断，目前较常使用的诊断工具，包括儿童孤独症评定量表（CARS）、儿童孤独症行为量表（ABC）、自闭症诊断观察量表（ADOS）等。目前对自闭症的治疗，至今缺乏切实有效的方法，现代医学主要采用一些干预方法，主要包括特殊教育、行为矫正及药物治疗三个方面，具体内容包括：行为训练，即采取上课的形式，以一对一的方法对患儿的配合力、模仿力、不良行为进行训练和矫正；对认知、语言、精细动作、大运动、交往能力、生活自理能力等方面进行教育；感觉统合训练，即利用一系列器具游戏，在一定程度上唤起儿童的兴趣，逐渐参与训练，形成良性循环，逐渐调整和促进自己的行为、神经功能成熟。

中医将自闭症儿童辨证分型为：

肝郁气滞型，以抑郁不乐、孤僻行为主要特征；

心肝火旺型，以急躁易怒，胡言乱语，夜不成寐为主要特征；

痰迷心窍型，以表情淡漠，神志痴呆，喃喃自语，口角流涎为主要特征；

肾精亏虚型，以发育迟缓，身材矮小，囟门迟闭，骨骼肌肉痿软，智力低下为主要特征。

在当今自闭症缺乏特效药物的前提下，针刺作为一种有特色的疗法，具有简、便、验、廉的优势。同时临床上采用针刺治疗也取得了良好的疗效，为自闭症的治疗提供了一个崭新的思路。针刺治疗本病主要以头针及体针为主，由于自闭症患儿多阴静有余而阳动不足，针刺除选择头部穴位外，还可以针对性地选取督脉穴及膀胱经背俞穴。

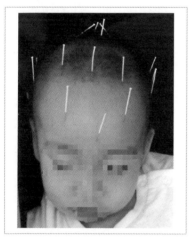
图1 说明（1）

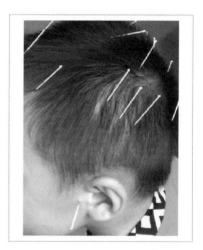
图2 说明（2）

四、靳三针疗法

选穴：四神针、智三针、脑三针、颞三针、启闭针加减。

配伍变化：语言发育迟缓加舌三针；注意力障碍加定神针；智力低下配

手智针。根据病因病机和辨证分析，加减穴位配伍应用。

选穴依据："靳三针"疗法是以三个腧穴为一组，意在发挥穴位的协同作用，激发其疏通经络的作用。选取的主穴多位于头部，分布在督脉与几条阳经经脉上，督脉主脑病，因自闭症儿童为大脑广泛性发育障碍疾病，这些穴位可以明显地改善大脑功能，尤其这些穴位分布也有一定规律，相当于大脑皮质额叶、颞叶、枕叶等，与智力、言语、逻辑思维等均有密切关系。四神针，当髓海之输，具有补脑升阳的作用。脑三针当太阳之冲，为联络脑系的门户和孔窍，可以协调肢体平衡运动。神庭穴为督脉脉气所发之处，足太阳与督脉的交会穴，督脉及足太阳膀胱经均入络于脑，是脑内元神所藏之处，主要是主治与神志有关的病证。研究显示自闭症儿童损伤了额叶功能，导致大脑注意和镜像系统功能的损害，针刺前额叶相应头皮部位，能直接刺激该区域，调整脑电活动，改善脑血流速度，促进前额叶的功能觉醒及恢复，起到提高智力，改善情感障碍、注意障碍、行为异常等效果。听宫穴为十三鬼穴之一，鬼穴与精神、神志病的治疗有直接的联系，本穴刺激较强，可以增加患儿对疼痛、声音的敏感性，以增加患儿与外界沟通的能力。以上这些穴位，可能在一定程度上直接刺激了相应大脑皮质，从而达到改善患儿临床症状的目的。肝郁气滞型取太冲穴以平肝潜阳；心肝火旺型加劳宫穴清泻心火；痰迷心窍型加丰隆穴以豁痰开窍；肾精亏虚型加太溪穴以补肾。

注意事项：自闭症儿童属于行为异常，心神不宁症状较多，针刺治疗时反抗较剧烈，针刺头针后一般比较安静，手足穴不易留针，有些患儿较固执、刻板，会自己将针拔下，安全性要重视，启闭针在临床中往往只针听宫两穴，也是为了让患儿能够接受，起到效果即可。

五、临证发挥

邓某，男，3岁7月，就诊日期：2015年11月2日。

主诉：3岁半不会说话。患儿神志清楚，理解力一般，反应较慢，不会说话，眼神交流少，注意力不集中，不能执行指令，纳可，眠安。患儿为足月顺产，出生无异常，1岁多会走路，2岁会叫"爸爸、妈妈"，在深圳市儿童医院儿保科诊断为"孤独症"，2014年时会说两个字，陌生人叫之不应，喜欢看旋转物体，可以利用一些肢体语言表达意思，自己会吃饭。

MRI：脑实质未见异常，小脑扁桃体向下超过枕骨打孔下2mm。脑电图：不正常。枕区节律慢，后颞高幅3～4Hz慢波节律；睡眠背景欠佳，大量慢波，额区波形高尖，周期勉强分辨。

中医诊断为：语迟，心脾两虚型。取穴：头四项（四神针、颞三针、脑三针、智三针），定神针，舌三针，10次为1疗程，每次留针半小时，共治疗87次，患儿治疗后能够讲很多话，也可以回答简单问题，听从指令好很多，注意力尚可，认知能力提高，刻板行为减少，与人玩耍较少，不主动与人交流，患儿治疗后长期效果理想。

参考文献

[1] 王玉龙. 神经康复学评定方法 [M]. 北京：人民卫生出版社，2015：163-168.

[2] 赵伊黎，李诺. 耳穴贴压配合头针治疗儿童自闭症24例 [J]. 中医儿科杂志，2011，7（4）：51-53.

第二节　脑瘫

一、疾病概述

1.定义

小儿脑瘫是脑性瘫痪（cerebral palsy，CP）的简称，是以运动功能障碍为主的致残性疾病。据统计，我国脑瘫发病率为1.8‰～4‰，占残疾儿童总数的23.5%，并且该数据呈逐年上升趋势。脑性瘫痪是自受孕开始至婴儿期非进行性脑损伤和发育缺陷所导致的临床综合征，主要表现为运动障碍及姿势异常，可伴有不同程度的智力障碍、语言障碍、癫痫、心理行为异常、视听障碍及其他异常。

2.发病特点

根据中国康复医学会儿童康复专业委员会、中国残疾人康复协会小儿脑瘫专业委员会2006年提出的脑性瘫痪分型，即根据临床表现和瘫痪部位等进行分类，主要将脑瘫分为痉挛型双瘫、痉挛型四肢瘫、痉挛型偏瘫、不随意运动型脑瘫、强直型脑瘫和共济失调型脑瘫。小儿脑性瘫痪属于临床常见疾病，引起患儿脑瘫的原因有很多，不仅有先天因素的影响，而且还存在后天的外部刺激，主要有感染、创伤以及出血等。按损伤发生的时间，又可分为产前因素，主要为母体原因、遗传因素和先天畸形所造成；产时因素，主要指出生时体重、胎龄、胎盘及分娩异常等原因导致脑的损伤；产后因素，如新生儿窒息、缺血缺氧性脑病、颅内出血、脑积水、胆红素脑病、脑外伤等，以上这些因素都可能导致脑损伤和脑发育缺陷。

二、临床特点

1.西医临床

不同年龄段、不同类型的脑瘫患儿临床表现有所不同，其中痉挛型脑瘫儿童占60%～70%，这其中包括痉挛型双瘫、单瘫及四肢瘫痪，主要表现为主动运动减少，运动发育迟缓，运动功能障碍及姿势异常，很多患儿常伴有智力低下、行为异常和言语功能障碍等症状。小儿脑瘫患者比较显著的临床特征是中枢神经障碍，并且其临床症状呈现出复杂性，多数患儿肌肉的肌张力增高，肌力降低，关节活动受限，行走不能或不稳定，坐、爬、翻身等粗大运动落后，手指精细动作差，抓物不灵活等，对于脑瘫患儿必须及早诊断与治疗，才能尽量避免残疾，最大可能恢复其功能。目前对脑瘫患儿治疗主要采用综合康复治疗，现代康复方法主要为物理治疗（如脑超、脑循环、生物电刺激、磁疗等）、运动疗法（PT）、作业治疗（OT）、言语疗法（ST）、引导式教育、药物治疗、感觉统合治疗、心理康复、辅助器具和手术治疗等。

2.中医临床

小儿脑瘫是儿科疑难病症，属中医学"五迟""五软""五硬"的范畴，"五迟"为立迟、行迟、发迟、齿迟和语迟；"五软"为头项软、口软、手软、足软和肌肉软；"五硬"即头项硬、口硬、手硬、足硬和肌肉硬。小儿脑瘫常伴有智力低下，既有"五迟"症状，又有痴呆症状，脑瘫患儿多为早产，出生时低体重，此为先天禀赋不足；若娩出时患儿窒息不哭，缺氧脑损，致肾精脑髓亏虚，则引起神志不清，智力愚钝。痉挛型、强直型脑瘫肌张力增强，肢体僵硬，表现为硬瘫，多属先天受损，阴血亏虚，血不养肝，肝不养筋、筋强不柔而挛缩致肢体强硬，导致运动发育落后，有的还因阴虚风动出现抽搐症状。新生儿颅内出血、窒息、产伤以及异常分娩如胎头吸引、产钳助产、剖宫产等是小儿脑瘫重要病因。这些疾病因出血、缺血缺氧、外伤而产生瘀血病理产物，瘀血阻滞心窍则智力失聪，阻滞经络致筋脉不通则筋骨无力，肢体运动障碍而出现"五迟"等脑瘫表现。

三、诊疗思路

小儿脑瘫属于脑部的疾病，主要症状为中枢性运动障碍和姿势异常表现，同时伴有智力与言语等多方面的障碍，尽早诊断与治疗才能尽量减少其致残率，提高患儿的生活质量，减轻患儿家庭与社会的压力。婴幼儿的脑组织正处于生长发育旺盛时期，脑功能的代偿性强，可塑性大，如果能在这个时期从外界给予功能训练和刺激性治疗，就能使损伤的脑组织在不断的发育过程中，得到最大限度的代偿，年龄越小，运动功能恢复的可能性就越大。

依据中医学理论，结合临床症状把脑瘫分为以下几种类型，即肝肾不足型：主要表现为筋骨痿弱不用，不能坐起、站立、行走，或这些运动能力明显低于正常同龄小儿，可兼有二便失禁、智力低下、失语等症，舌质淡，苔薄白，脉弦细。脾肾两亏型：即肌张力低下型，表现为四肢肌张力低下，手软下垂，不能握拳，足软迟缓，不能站立，常有流涎、纳呆、便溏，舌质淡，苔薄白，脉细缓。心血不足型：即共济失调型，主要表现为四肢活动不协调、不受意识支配、智力低下、失语等，可伴肌肤苍白、发稀萎黄，舌质淡白，舌体胖大，苔薄白，脉细数。风痰阻络型：主要表现为癫痫，四肢抽搐痉挛或强直，或有精神失常，癫狂怒骂，舌质紫暗，苔白腻或黄厚腻，脉弦滑。

脑瘫患儿的治疗需要综合性的康复手段，除了现代康复方法外，传统康复方法也很重要，如针对痉挛的患儿可以采取按摩、经络导平等方法进行治疗，对能够接受针刺的患儿都应尽早采取针灸治疗。在针刺治疗中常取督脉和足少阴、足太阳、足阳明经经穴为主，督脉为阳脉之海，总督人身之阳，脑瘫患儿常有阳虚的症状，刺激督脉穴位可以填精益髓，温阳补肾，益智健脑，强壮筋骨，有利于小儿生长发育及智力的提高；肾主骨，为先天之本，主生长发育，藏精生髓，肾经通于脑，脑为髓海，肾精不足，髓海空虚则出现五迟、五软、痴呆等病症。治疗脑瘫首先应注重保先天；其次阳明经穴，多气多血，针刺后可以调理中焦，健脾和胃，助气血生化，以滋后天。通过特定穴位刺激可使人体内外上下、左右前后经络气血通畅，脏腑阴阳平衡，这样可促进神经传导以及病变组织的功能恢复，改善大脑皮质及损伤的脑细胞发育再生，从而提高智力，促进肢体功能恢复。凡脑瘫患儿治疗，宜早不宜迟，年龄越小，病程越短，效果越好。除了施以正确的治疗方法之外，同时还要有高度的责任感和爱心，家属也必须配合好每个阶段的治疗，树立信心，持之以恒，才能提高疗效和患儿的自理能力，达到满意效果。

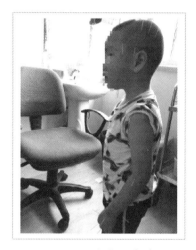

操作图（1）

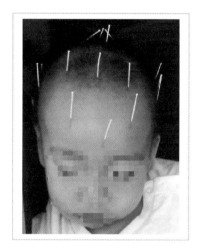

操作图（2）

四、靳三针疗法

选穴：四神针、颞三针、脑三针。

配伍变化：智力低下者配智三针、神门穴、涌泉穴；上肢功能障碍加手三针，下肢功能障碍加足三针；语迟者配舌三针；足内外翻者加踝三针；竖头不稳者配颈三针；腰软无力、独坐不稳者加腰三针；肝肾不足型加肝俞穴、肾俞穴、太溪穴；脾肾两亏型加脾俞穴、肾俞穴；风痰阻络型配丰隆穴。

取穴依据：脑瘫针灸疗法的原则在于疏通经络，醒神开窍，振奋阳气，补益肝肾。《内经》有言："脑为髓之海，其输上在于其盖""气在头者，治之于脑"，头部为灵机出入之要道，故取穴应以头部穴位为主。"靳三针"之四神针位于巅顶，围绕百会穴，共四穴，其为督脉和足太阳经穴，头顶为脉气所发之处，刺之有醒神开窍益智的功效；脑三针正当枕后，为联络脑系的门户和孔窍，此穴组可调整平衡功能，改善运动障碍；颞三针位居少阳之侧，有如门户之枢，该穴组对运动障碍和姿势异常有明显的效果，同时左侧颞部为言语中枢，刺激该区可以增强言语功能；若患儿智力低下，可用智三针、神门穴与涌泉穴加减，智三针位于前额部，为神气所聚之处，神门穴为心经原穴，涌泉为肾经起始穴，位于足底，为头部反射区所在，几穴共用，可起到益智填髓调神的功效；舌三针位于舌根部，为任脉及其周围穴位，心开窍于舌，舌者音之机也，舌的功能灵活，才能正确表达语言，舌局部穴位刺激在于调养心气、安神通窍，达到"气至病所"的治疗目的。脑瘫患儿多有肾精不足表现，常见有颈软、腰软等症状，颈三针、腰三针均为局部刺激为主，这样可以加强患儿头控、端坐和行走的能力；太溪穴为肾经原穴，肝俞穴、肾俞穴为背俞穴，诸穴合用可补益肝肾；足三里穴、三阴交穴可补益气血、调理脾胃，以助气血生化之源；丰隆穴为化痰之要穴。

进针手法：穴位常规消毒后，用28号1寸一次性无菌针灸针进行操作，头部穴位快速进针5～8分，平刺，平补平泻；四肢穴位直刺进针至常规深度，可行补泻手法，得气后留针30min，间隔15min行针一次，每日治疗1次，10次为1个疗程，1个疗程结束后，患儿可休息3～5天，继续下1个疗程治疗。

注意事项：脑瘫患儿多精神紧张，肌张力增高，针刺时比较哭闹，四肢穴位不宜强刺激，有时可点刺不留针，对颈、腰软的患儿主要也以速刺为主，加强督脉及膀胱经刺激；另针头穴时，尽量让患儿将头发剪短，以便消毒。拔针时，头部穴易出血，尤其患儿哭闹后为甚，尽量多按压，和患儿家长做好解释并及时处理血肿。脑瘫的针刺治疗是个长期的过程，需要家长的理解和积极配合。

五、临证发挥

罗某，男，2岁半，就诊日期：2012年5月24日。

主诉：不会讲话、不能行走。患儿反应不灵，流涎，不会行走，下肢肌肉紧张，手抓物较差，纳少，舌淡苔白。患儿足月顺产，生时未哭，有缺氧史，CT结果正常。

初步诊断为五迟（脾胃虚弱型）。针刺治疗取穴头四项、舌三针、地仓穴、手三针、八邪穴、足三针，10次为1个疗程，一年内共治疗80次，经治后，患儿反应较好，会说很多话，无流涎，手会抓物，可独自推着小车行走。

参考文献

王玉龙.神经康复学评定方法[M].北京：人民卫生出版社，2015：110-113.

第三节　儿童发育迟缓

一、疾病概述

1.定义

儿童发育迟缓为发育性残疾疾病，是小儿神经内科常见病，占儿童疾病的1%～3%，它又可分为运动发育迟缓、言语发育迟缓与精神发育迟缓，临床上统称为精神运动发育迟缓。它是指5岁以下儿童在粗大运动、精细运动、语言表达、认知、日常生活等发育维度中，存在两个及以上发育维度的显著落后。

2.发病特点

近年来，随着围产医学、新生儿医学的发展，早产儿、低出生体重儿存活率大大提高，间接导致发育迟缓儿童发病率的上升趋势。该病将近四成有明显的病因，其中最常见的因素有染色体及基因异常、宫内窒息、脑发育不全、社会心理剥夺等。发育迟缓儿童常表现为多方面的功能落后和迟缓，如体格发育落后、运动发育落后、语言发育迟缓及智力发育迟缓等，由于儿童早期是脑发育的关键时期，并有很强的可塑性，因此对发育迟缓儿童的早期干预，可以达到很好的预期效果，从而促进儿童的整体生长发育，改善他们的生活质量，减轻家庭的沉重负担。

二、临床特点

1.西医临床

小儿发育迟缓非单一病，是一组综合征，临床表现具有多样性，证候亦较复杂。家长和医生要深入细致地了解有关正常儿童的生理知识，尤其是早期运动发育情况，这对于认识发育异常、迟缓或偏离发育轨道的婴儿是很重要的。发育迟缓早期表现有新生儿或婴儿期易惊、啼哭不止、厌乳、睡眠障碍、吞咽困难以及流涎等。婴儿至3个月大还不能抬头，4～5个月时仍竖头不稳，拇指内收，手不会抓握；7、8个月以后不会爬行，不会端坐；1岁时不会站立，2～3岁后仍不会开口说话等。患儿面部常出现怪样的表情，或吮奶、吃饭动作不协调，头不停地动或常有节律性的伸舌动作，当小儿出现这些异常发育时家长要及时、定期到专业的妇幼机构进行评估检查，建立高危儿档案，加强宣教，做到早发现、早期诊断。

2.中医临床

发育迟缓属于中医学的"五迟""五软"范畴，五迟是指立迟、行迟、发迟、齿迟和语迟；五软是指头项软、口软、手软、足软、肌肉软。五迟与五软，既可单独出现，也常同时并见，很多儿童既有迟缓的表现，又有落后的症状。古代医籍有关"五迟""五软"的记载很多，早在《诸病源候论·小儿杂病诸候》中就记载有"齿不生候""数岁不能行候""头发不生候""四五岁不能语候"。五迟、五软的病因主要为先天禀赋不足，后天失于调养，与肝、肾、脾、胃脏腑密切相关；病机为五脏不足，气血虚弱，精髓不充，从而导致生长发育的各方面障碍。本病的辨证应首先辨别证候的轻重，一般而言，后天失养而致，病程较短，病情较轻；先天不足所致，病程较长，病情较重。五迟、五软的辨证分型为肝肾不足、脾胃虚弱，治疗总则以补虚为主，滋养肝肾、补益脾胃、补脑填髓。

三、诊疗思路

1.诊断思路

发育迟缓分类较多、病因及临床表现复杂，共患病较多，相互之间存在影响，有时诊断困难，需及早进行全面的评定，以确定诊断。评定的内容包括医学方面、心理学方面、教育方面、社会方面等。小儿发育迟缓的发病主要是出生前、出生时、出生后婴幼儿期的各种因素导致在生长发育过程中出现速度放慢或是顺序异常等现象，是一种多因素作用的结果，常见因素有父母吸烟、酗酒、母亲患精神疾病、早孕期间病毒感染、怀孕期间乱用药物、多胎或有流产史、婴儿先天性疾病、孕期贫血、宫内缺氧、辐射及接触有害物质、早产、过期产、低体重、产伤等，中枢神经系统感染、脑血管病、头颅外伤、中毒及全身疾病等各种原因也可引起。

2.治疗思路

小儿发育迟缓是由于在发育过程中出现的异常表现，宜尽早综合治疗与康复。早期发现，早期干预，是提高儿童发育迟缓治疗效果的关键，也是预防儿童发育障碍乃至儿童脑性疾病的重要措施。利用有效的干预手段，可大大降低儿童发育迟缓的发生率。对于发育迟缓儿童，临床中需中西医结合，将传统医学、康复医学、治疗医学相结合，依据患儿的临床表现，优化制订合理的个体化的治疗方案。常用的治疗方法有药物治疗：采用中药、西药或中西药联合应用，中药治疗途径有内治和外治两方面，可根据小儿的具体病情及病之虚实的不同，辨证用药，分别采用内服、外用或内外合治的方法进行治疗。如有营养不良的要加强营养，调理脾胃功能，也可以采用食疗。同时对微量元素失衡的儿童，及时定量补充，对其生长发育、健康保健有很大的作用；对脑发育缺陷及脑损伤的发育迟缓患儿，西药可给予活化脑细胞的药物治疗（即护脑治疗）。康复治疗：多主张传统康复与现代康复相结合，共同发挥疗效。现代康复主要是运用神经发育学疗法、作业疗法，以促进粗大运动功能、精细运动功能恢复；言语训练针对语言发育迟缓儿童进行；智力发育迟缓需进行认知训练、特殊教育、感觉统合训练、生活自理能力训练等。

传统康复方法有针刺疗法、推拿疗法，及其他传统疗法如穴位注射疗法、耳穴贴压、穴位埋线疗法、艾灸疗法、经络导平等，临床根据病症需要，合理选取，辨证应用。根据经络学说，结合针灸疗法和现代医学大脑皮质功能理论相结合采用头穴刺激可以反射性调节大脑皮质的功能，增加病灶部位血液循环，促进脑细胞代谢，改善受损脑细胞血液供应，促进未受损脑细胞继续发育，从而改善脑功能。《灵枢·邪气脏腑病形篇》说："十二经脉，三百六十五络，其血气皆上于面而走空窍"，人体的经气通过经脉、经别等联系集中于头面部，头面部是调整全身气血的重要部位，针刺头部穴位能调整全身气血，使筋脉、肌肉和脑得到气血濡养，从而改善临床症状和体征。头部穴位分布有一定的规律性，并符合张颖清教授1973年所提出的"生物全息论"，人体各脏腑与头部有特殊联系，头穴是一个作用点，又是一个反应点，一些头皮针的穴位排列组合，最后汇集成为一个整体人的缩影，这些现象说明了头部的全息功能，也是中医整体观的最好说明。

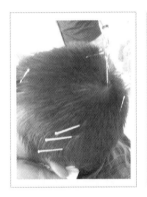 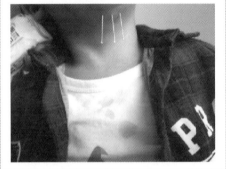 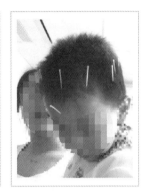

操作图（1）　　　　　　　操作图（2）　　　　　　　操作图（3）

四、靳三针疗法

选穴：四神针、智三针、脑三针、颞三针、舌三针。

配伍变化：手足软弱、无力配手三针、足三针；流涎加地仓穴；头项软配颈三针，颈夹脊；腰软配腰三针；肝肾不足配肝俞穴、肾俞穴、太溪穴；脾胃虚弱配脾俞穴、胃俞穴。

取穴依据：四神针位于四神聪外侧0.5寸，其在脑的投映区域更宽阔，且以百会穴为中心，意在加强升提阳气、开窍益智功效；智三针位于前头部、大脑额叶表面的头皮层，大脑额叶是情感智力所在，针刺智三针能治疗情感、智能障碍疾病，有开窍益智之功效；颞三针位于侧头部，为运动和言语（左侧）区域，刺之可改善运动与语言功能。

进针手法：选用28号1寸一次性无菌针灸针，患儿取坐位（家长帮助固定患儿头部和身体），穴位皮肤常规消毒后进针。四神针进针一般针柄向内，取神气内聚之意；若小儿前囟未闭，前顶、智三针等穴针刺时针尖应朝下平刺；脑三针向下平刺；颞三针位置血管多、痛感较强，可以变换针刺的方向，如向下平刺或朝耳后平刺。四肢穴位直刺至常规深度，配穴根据中医辨证分型进行补泻；背俞穴宜点刺不留针。每次针刺留针40min，间隔20min行针一次，10次为一个疗程，疗程结束休息3～5天，治疗3个月后休息一个月，继续治疗。针刺后可配合穴位注射方法加强重要穴位刺激，穴位注射药物可选用维生素B_{12}注射液、脑活素等，穴位选择肝俞穴、脾俞穴、肾俞穴、曲池穴、手三里穴、足三里穴、阳陵泉穴等，每种药物注射10次后更换，穴位交替使用，10次为1个疗程。

注意事项：小儿针灸的最大障碍，是他们的配合性很差，无法准确表达个人的想法，治疗过程中精神很紧张，怕疼，爱哭闹，有的患儿还会异常反抗，家长有时有过份的担心，这就需要施针者必须非常熟练掌握针刺操作技能和穴位定位，且家长要积极配合与理解，固定好患儿的施术部位，针刺时要做到"稳"和"准"，尽量减少患儿的痛苦。其实绝大多数孩子在留针过程中都能够比较安静，有的甚至会安然入眠，只要能坚持治疗一段时间，疗效都会显现出来。

五、临证发挥

戴某，男，2岁9月，就诊日期：2015年4月22日。

主诉：患儿不会说话。现病史：患儿反应慢，理解力较差，可独走，会说如"妈""姨"等单字，注意力差，可以执行简单指令，纳可，舌淡苔白。患儿足月剖宫产，1岁4个月会走路，否认抽搐史及其他传染病史。

MRI：双侧侧脑室及三脑室扩大，双侧侧脑室内脉络丛形态及信号异常。

患儿诊断为五迟（肝肾不足），针刺治疗取穴：四神针、双侧颞三针、舌三针、智三针，10次为1个疗程，每次留针30min，共治疗90次。治疗后，患儿反应灵活，理解力好，注意力尚可，行走正常，胆子较小，会说话，但主动交流少，已可上幼儿园，定期复诊。

参考文献

[1] 刘未艾，付磊. 头针疗法 [M]. 北京：中国医药科技出版社，2012：48.

[2] 宋虎杰，王辉，任永嘉等，小儿发育迟缓的诊疗思路及干预误区 [J]. 中国中西医结合儿科学，2015，7（5）：416-419.

第四节　儿童多动症

一、疾病概述

1.定义

多动症是儿童多动综合征的简称，它是一种最常见的儿童时期神经发育障碍性疾病，又称脑功能轻微失调或轻微脑功能障碍综合征或注意缺陷障碍。中国精神疾病诊断分类称为儿童多动症，又称为注意力缺陷多动症（ADHD）、儿童注意缺陷多动障碍（ADHD）。患儿智力正常或接近正常，但学习、行为及情绪控制方面有缺陷，表现为注意力不集中，注意短暂，活动过多，情绪不稳，冲动任性，并有不同程度的学习困难，在家庭和学校与人难以相处，日常生活中使家长和老师感到困扰。

2.发病特点

儿童多动症是一种常见的儿童行为障碍，其主要特点为：注意力短暂，难以集中，活动过度，情绪不稳，冲动任性，常伴发学习、品行、抽动及身体上一些器官的功能紊乱。大部分患儿早在母腹中，就明显表现出活动量大于其他胎儿，在婴幼儿、学龄前期则表现为多动、好哭闹，不安静，难以满足要求。

二、临床特点

1.西医临床

儿童多动症最常见的临床表现为活动过度，患儿顽皮好动，坐不住，干事情不能专心；注意力不集中，表现在上课、做作业时不专心，潦草，拖拉时间，爱出错，易被周围事物所吸引，做其他事情也往往有始无终；学习困难，患儿多智力正常，但由于不易集中注意力，学习主动性较差，成绩不稳定或不及格；性格和行为障碍，患儿多任性、倔强，情绪易冲动，缺乏自我克制能力，在集体生活中不合群，好与人争吵，行为幼稚或怪癖，行为无目的，贪玩、逃学，打架，甚至说谎等，往往虽经教育也无济于事，少数病例成年后，还留有性格和行为上的缺陷；有些患儿可有视、听觉障碍，如表现在临摹画作业时，不能照原形排列，对整个画面缺乏有计划的安排，他们常常知道自己的作业不完善，而无能力纠正，或不能区分左右，倒写与倒读，听觉的综合能力差，对相似之声音容易混淆等。患儿由于上述问题常受到老师和家长的批评和打骂，而往往缺乏自信和自尊，易发生情绪障碍和产生问题行为。

2.中医临床

中医学一般将"多动症"归属于"失聪""健忘""虚烦""妄动""妄为"等范畴，在古籍中很早就有类似病症的记载，如《素问·阳明脉解篇》有"阳盛则四肢实，实者能登高也……阳盛则使人妄言骂詈，不避亲疏"。《灵枢·行针》篇说："重阳之人，其神易动，其气易往也……言语善疾，举足善高"。《圣济总录》中有："健忘之病，本于心虚，血气衰少，精神昏愦，故志动乱而多忘也。"《三因极一病证方论》中说"脾主意与思，意者记所往事，思则兼心之所为也……今脾受病，则意舍不清，心神不宁。"《诸病源候论》亦有"小儿脏腑实，血气盛者，则苦烦躁不安"。儿科名家万全更有其"三有余四不足"之大发挥：阳常有余，阴常不足；肝常有余，脾常不足；心常有余，肺常不足；肾常虚，基本概括了多动症主要病因病机。阳有余、肝有余、心有余者，易生风生火也；脾肺肾不足，生痰生饮生湿，少精少血少阴。小儿多动症病因病机概括为五个字：风、火、痰、瘀、虚；病变主要涉及心、肝、脾、肾。肝风内动，心火扰神，痰阻清窍，心脾两虚，肾精虚弱。凡病思虑伤脾，气血不足，心脉失养，健忘多动；或因脾虚不纳，贫血弄身，心脑失养，神明不健；或有久泄虫扰，阴血暗耗，血不养心，心灵浮躁。而《中医病证治病条辨》"血者，生于脾肾，藏于肝魂，养于心神，则心窍为之灵，神明为之治，乃能安居处，定鬼神也"。

三、诊疗思路

多动症的治疗目前尚无理想的药物，西医常采用利他林、匹莫林、专注达等药物治疗，但这些药物的毒副作用较大，疗效不能持久，也不能彻底治疗本病。因此，减少促发本病的不良因素，及早诊断，选择合理有效的治疗方法，是国内外医学界所关注的问题。

本病从中医辨证来看，涉及的主要脏腑为心、肝、脾、肾，从虚实辨证来看，因虚致实的虚实夹杂证较为常见。心肝火旺证、痰火内扰证主要以实证为主，患儿以多动多语、冲动任性为主要临床表现，注意力缺陷症状不典型；心脾两虚证病程较长，主要以虚证为主，患儿以神思涣散、注意力缺陷为主要临床表现，多动症状不典型；肝肾阴虚证、脾虚肝亢证这两者主要为因虚致实，虚实夹杂，患者兼有注意力缺陷及多动冲动的临床表现。所以心肝火旺证、痰火内扰证可对应西医注意缺陷多动障碍的多动冲动为主型，心脾两虚证可对应西医的注意缺陷为主型，肝肾阴虚证、脾虚肝亢证可对应西医的混合型。多动症为心脑之疾，非器质性病变，为脑功能障碍之所为，目前对该病尚无统一认识，临床治疗较为棘手。针灸治疗本病能达到与传统西药相同或更占优势的疗效，有改善患儿临床症状的趋势。针刺疗法可以调整阴阳平衡，多动患儿主要是由于阴阳失调出现的诸如心神不宁、注意力不集中、性格执拗、言语冒失、兴趣多变、健忘等症状，治疗上要"心身并治"，中医学将各种心理活动统称为"神"，与"神"密切相关的经络和穴位有心经、心包经及头部穴位，针刺以上经络、穴位能通经活络调神，尤其是头穴都能治疗神志意识障碍的疾病，可明显改善脑功能，有醒神开窍的作用。

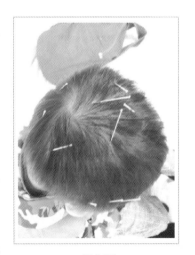

操作图

四、靳三针疗法

选穴：四神针、颞三针、定神针。

配伍变化：若智力较差可配智三针、手智针；言语迟缓可加舌三针；心脾两虚型加内关穴、神门穴；心肝火旺型配劳宫穴、太冲穴。

选穴依据：多动患儿主要为阴虚阳亢表现，四神针为调神醒脑之要穴，具有平肝潜阳之功效；颞三针可很好地控制运动，左侧颞叶与言语功能有关，刺之可改善症状；定神针为靳老治疗多动症的特效穴、经验穴，具有安神定志作用，其位于前额部，与眼神有密切关系，因患儿常注意力不集中，说话时眼睛不注视或短暂注视对方，眼睛局部穴位可以改善患儿的眼神，而且这个穴组的三个穴位位置较前，针感很强，疗效甚好；有些患儿还同时具有发育迟缓的表现，如言语或构音障碍，可配合舌三针，其位于任脉及两旁，可加强舌下局部刺激，因舌为发音器官，与言语功能的好坏有直接关系；心脾两虚的取内关穴与神门穴，神门穴为心经原穴，内关穴为心包经络穴，二穴配伍可补心安神；心肝火旺需泻心肝之火，劳宫穴可泻心火，太冲穴可平肝阳。

操作方法：头部诸穴行快速捻转进针，多平刺；定神针第一针由印堂穴上五分向鼻根方向平刺，第二、三针由眉上向下平刺5～8分，此三针沿皮透刺，注意不要过深；舌三针儿童与成人不同，三针间距稍窄，均向舌根方向刺；内关穴、神门穴属手智针穴组，需直刺，行补法；劳宫穴、太冲穴直刺行泻法。

注意事项：多动症患儿一般年龄在5岁以上，他们力气较大，配合性较差，他们又往往冲动好动，针刺前首先应和家长做好解释和沟通，针刺操作时要家长固定好患儿头部和施针部位，尤其是眼睛局部穴位，如定神针，操作时要非常熟练，避免扎到血管或其他重要器官，四肢穴位应少针，因患儿看到会更加紧张。拔针时，前额部容易出血，需要及时按压，若有血肿应及时处理，若有淤青，后续治疗，可调整位置，避开此处。

五、临证发挥

陈某，男，7岁3月，就诊日期：2015年7月20日。

患儿反应正常，理解力可，会与人交流，会说话，吐字不清楚，注意力不集中，学习成绩不理想，健忘，可以执行指令，纳可，眠安，舌淡苔白。患儿为足月顺产，第一胎，出生体重3.9kg，出生时因用产钳导致脑损伤。1

岁多出现右侧肢体活动不遂，之后症状逐渐恢复，2岁时会走路、说话。

查体：患儿神清，反应可，步入病房，问之可回答，会说话，发音欠清楚。可与人交流，流涎。患儿营养较好，眼睛追视少，面色尚可，好动寡言。诊断：健忘。

辨证：心脾两虚。治则：安神益智，补心健脾。取穴：四神针、智三针、颞三针、定神针、舌三针、地仓穴、手智针、足三里穴、三阴交穴。

治法：患儿取坐位，皮肤常规消毒，用28号1寸一次性无菌针灸针进行针刺，头部穴位平刺，肢体穴位直刺，头针施平补平泻手法，体针用补法，每次留针30min，每日1次，10次为1个疗程。患儿共治疗1个疗程，症状显著改善，讲话声音较前清晰，反应灵敏，专注度提高，流涎已控制。

参考文献

钱章玉，雷爽，韩新民等. 儿童多动症中医辨证分型专家调查问卷结果分析[M]. 河北中医，2016，38（10）：1451-1454.

（吴凌云）

第三章　成人脑病

第一节　中风后运动功能障碍

一、疾病概述

中风后运动功能障碍，是指动脉硬化、先天性血管病、血管炎、血液病、外伤、药物及各种栓子和血液动力学改变导致急性或慢性的脑血管病变，引起肢体和躯干随意肌、面肌、舌肌运动控制障碍，从而出现以偏瘫（也有小部分患者为四肢瘫）、口舌㖞斜为主要症状的中风后功能障碍。本病发病特点同中风病（脑卒中），即多急性起病，多发于中老年人，四季均可发病，冬春两季尤为高发，有渐进发展的过程。本节主要讨论弛缓性瘫痪（软瘫，相当于Brunnstrom运动功能分期Ⅰ～Ⅱ期）的靳三针治疗。

本病是由于脏腑功能失调，正气虚弱，在情志过极，劳倦内伤，饮食不节，用力过度，气候骤变的诱发下，致瘀血阻滞，痰热内生，心火亢盛，肝阳暴亢，风火相煽，气血逆乱，上冲犯脑而致。

二、临床特点

患者以口舌喎斜，瘫痪侧肢体随意肌活动无力，肌张力降低，腱反射减弱或消失，病理反射阴性为临床特点，或伴随认知减退，言语不利，吞咽困难，患侧肢体肌肉萎缩。

常见的中医证型有肝阳暴亢型、风痰阻络型、痰热腑实型、气虚血瘀型和阴虚风动型。

伴有眩晕，头胀痛，面红目赤，心烦易怒，口苦咽干，便秘，尿黄，舌红或绛，苔黄或黄燥，脉弦或弦数，多为肝阳暴亢；

肢体麻木，头晕目眩，舌暗红，苔白腻，脉弦滑，多为风痰阻络；

腹胀便秘，头晕目眩，口黏痰多，午后面红烦热，舌红，苔黄腻或黄燥，脉弦滑大，多为痰热腑实；

面色㿠白，气短乏力，偏身麻木，心悸，自汗，舌暗淡或有瘀斑，苔薄白或白腻，脉细缓或细涩，多为气虚血瘀；

手足心热，肢体麻木，五心烦热，失眠，眩晕耳鸣，舌红或暗红，苔少或光剥无苔，脉弦细或弦细数，多为阴虚风动。

三、诊疗思路

临床上，需要关注脑卒中发生的时间、原因和危险因素，并且阅片（即CT、MRI和MRA的影像学图像），分辨缺血性脑卒中和出血性脑卒中，明确病灶位置和范围，以及对缺血性脑卒中进行改良TOAST分型（CISS分型）的判断。对于伴有白血病、血小板减少等出血倾向疾病者，需要慎用针刺。对于早期脑出血和大面积脑梗死（特别是出现出血转化）患者，需要考虑强刺激对血压的影响，遂查阅护理记录，查看发病至今的生命体征，再考虑针刺方案，避免加重病情。

在结合药物治疗和现代康复治疗（良肢位摆放、辅具、神经发育疗法、物理因子治疗等）的基础上，以颞三针为主，结合全身证候，辨证和辨症取穴，对中风后运动功能障碍的恢复有促进作用，特别在发病的3个月内，效果尤为明显。但是，尽管如此，患侧肢体一般都会遗留一些运动障碍，需要患者及其家属有充足的心理准备，并在后续治疗中继续给予充分的耐心和配合。毕竟，临床有些病患在坚持综合治疗下，仍有不同程度的恢复。

另外，值得一提的是，对于穿支动脉梗死患者，影像学检查提示穿支动脉区孤立梗死灶，早期针刺，配合尤瑞克林、丁苯酞等药物，更有利于侧支循环的建立。

四、靳三针疗法

选穴：健侧颞三针，患侧肩三针、手三针、股三针、血海穴、足三针、悬钟穴，双侧风池穴、完骨穴、翳风穴、脂三针。

配伍变化：口角㖞斜加颊车穴、地仓穴；复视加眼三针；平衡功能障碍和协调功能障碍加脑三针；足内翻加丘墟穴透照海穴（不建议同时取足三针的三阴交穴）；言语障碍加舌三针、金津穴、玉液穴，若以口语表达障碍为主配合优势半球的焦氏头针言语Ⅰ区和言语Ⅱ区，若以听理解障碍为主者配合言语Ⅰ区和言语Ⅲ区，若完全性失语配合言语Ⅰ区~言语Ⅲ区；认知障碍加智三针、四神针；卒中后抑郁加郁三针；便秘加天枢穴、水道穴、归来穴、支沟穴；尿失禁、尿潴留加天枢穴、归来穴、关元穴、中极穴、阴陵泉穴；肝阳暴亢加太溪穴、行间穴；风痰阻络加丰隆穴；痰热腑实加内庭穴、丰隆穴；气虚血瘀加气海穴；阴虚风动加太溪穴。

五、临证发挥

1.中风病早期

多为软瘫期，使用针刺疗法治疗运动功能障碍，可以选择巨刺法，即在健侧取穴，以上、下肢阳明经腧穴为主，如肩髃穴、手三里穴、合谷穴、梁丘穴、足三里穴、解溪穴等，如此可利用中风后偏瘫早期低位中枢控制的联合反应和共同运动，通过健侧用力收缩，促使患侧肌张力提高。此期，可以配合醒脑开窍针法的大醒脑处方不留针针刺和上述靳三针组方留针、加电针，一般肩三针的肩髃穴和肩Ⅱ针一组、曲池穴和合谷穴一组、伏兔穴和血海穴一组、足三里穴和悬钟穴一组加电。治疗20min后，拔除体针，留头针，带针行康复训练，包括被动训练和主动训练。注意，患者处于软瘫期，良肢位摆放和翻身是基础的康复治疗内容，医护技患四方均要掌握和做好互相监督，确切落实到位，并且对于患侧肩关节和足踝，做好防护和宣教，建议合理使用辅具，即肩托和足托。

2.当中风病发病时间进入恢复中、后期

肢体运动控制往往出现不同程度的恢复，一般以下肢为先，上肢次之，而手足指、趾和舌头恢复较迟。临床上，医者需要辨别肢体恢复的程度，灵活制订针灸及现代康复治疗方案。其中，对于仍处于软瘫状态的患肢，需要准备两到三组处方，以避免出现穴位、经络疲劳现象。建议上述靳三针组方（其中的颞三针可与颞上三针交替使用）为处方一，醒脑开窍针法（小醒脑处方，留针）加国际标准头针（或焦氏头针）为处方二，轮替使用。也可以降低针刺频率，从每天针1次，过渡到隔天1次。当然，需要坚持留头针，带针下继续行康复训练。至于可能先后出现的肩关节半脱位、足下垂等并发症，重在预防，这要求善用电针、物理因子治疗和辅具等，其中电针的取穴，具体可参考上文，切记要符合临床实际，不要过于拘泥。

参考文献

[1] 田德禄.中医内科学[M].北京：人民卫生出版社，2004：269-279.

[2] 贾建平.神经病学[M].北京：人民卫生出版社，2008：171-209.

[3] 南登崑，黄晓琳.实用康复医学[M].北京：人民卫生出版社，2009：719-744.

[4] Gao S，Wang YJ，Xu AD，et al. Chinese ischemic stroke subclassification [J]. Front Neurol，2011，2：1-5.

[5] 彭增福.靳三针疗法[M].上海：上海科学技术文献出版社，2005：187-192.

[6] 袁青.靳三针疗法[M].北京：人民卫生出版社，2014：51-53.

[7] 柴铁劬.靳三针临症配穴法 [M].北京：人民卫生出版社，2016：130-132.

[8] 石学敏.针灸学 [M].北京：中国中医药出版社，2007：215-217.

第二节　中风后吞咽功能障碍

一、疾病概述

吞咽是指食物从口腔运送到胃的过程，可分为认知期、准备期、口腔期、咽期和食管期5阶段。认知期包括对食物的认知、正常的摄食程序及进食的动作；准备期是指食物摄入口腔至完成咀嚼的过程；口腔期是指把咀嚼形成的食团送入咽部的短暂过程；咽期是指食团通过反射运动，由咽部向食管移送的阶段；食管期是指通过食管蠕动运动，把食团由食管向胃部移送的阶段。

中风后吞咽功能障碍是指动脉硬化、先天性血管病、血管炎、血液病、外伤、药物及各种栓子和血液动力学改变导致急性或慢性的脑血管病变后，引起吞咽功能相关的肌肉无力、不协调、瘫痪或运动不精确，从而出现以流涎、食物在口中残留、呛咳、不能咽下为主要症状的中风后功能障碍。在中医学中有"噎膈""膈""喉痹"的相类论述，因阴阳失调、气血逆乱，引动内风，风动夹痰瘀阻机窍、经络，或因痰瘀交结，阻窍滞络而致。其发病特点同中风病（脑卒中），具体见上文"中风后运动功能障碍"的相关内容。

二、临床特点

中风后吞咽功能障碍因临床分期不同，表现各异。① 认知期障碍：患者无进食欲望，或出现吞咽失用，口部吞咽器官运动处于无序状态；或含住食物，无咀嚼动作；或注意力不集中导致呛咳等。② 准备期障碍：流涎、食物在患侧面颊堆积或食物贴于硬腭上、食物咀嚼不当或有呛咳，伴发经鼻反流、构音障碍，或口腔内味觉、温度觉、触觉和实体觉减退或丧失。③ 口腔期障碍：舌前2/3运动异常，舌来回作无效运动，反复做咀嚼的动作；或食物滞留于一侧口腔或提前溢出；咽启动延迟或困难，或分次吞咽。④ 咽期障碍：呛咳，并伴有经鼻反流、误吸、气喘、吞咽启动延迟、咽喉感觉减退或丧失、音质沙哑、咽反射减退或消失、构音障碍等。⑤ 食管期障碍：吞咽时有食物堵塞于上颈部感及胸部堵塞感，并可能因误吸，反复出现肺炎。此外，或伴随偏瘫或四肢瘫，认知减退，言语不利，患侧肢体肌肉萎缩。

常见的中医证型有风痰阻络型、痰瘀阻络型、气血亏虚型和肝肾亏虚型。

吞咽困难，饮水发呛，涎唾溢盛，口舌㖞斜，言语謇涩，舌强不转，肌肤不仁，手足麻木，甚者半身不遂，舌苔白腻，有齿痕，脉弦滑，多为风痰阻络型；

食物咽下困难，饮水呛咳，口舌㖞斜，言语不利，半身不遂，体形肥胖，头晕目眩，口吐痰涎，多且黏，舌质暗淡，舌苔薄白或白腻，脉弦滑，多为痰瘀阻络型；

吞咽困难，饮水发呛，口舌㖞斜，言语謇涩或不语，半身不遂，面色㿠白，气短乏力，口角流涎，自汗，心悸，便溏，舌质淡，舌苔白，有齿痕，脉沉细无力，多为气血亏虚型；

食物咽下困难，饮水呛咳，反应迟钝，口舌㖞斜，言语謇涩或不语，半身不遂，眩晕耳鸣，手足心热，咽干口燥，舌质红而体瘦，少苔或无苔，脉弦细数，多为肝肾亏虚型。

三、诊疗思路

吞咽功能障碍是常见中风后功能障碍之一，常常伴随着运动障碍和言语障碍出现。而认知障碍，往往被忽略，这制约治疗的效果。在摄食—吞咽过程中，有良好的认知能力，才能做好进食准备。遂临床上需要观察中风病患者摄食表现，评价其认知、注意力、情感控制等能力，以制订合理的治疗方案及评估预后。

识别与吞咽活动密切相关的颅神经，以便定位诊断。三叉神经与下颌的运动及固定有关；面神经与口唇闭锁及唾液分泌有关；舌咽神经和迷走神经与吞咽反射有关；舌下神经与舌的运动有关。

区别真性球麻痹和假性球麻痹。二者因损害部位的不同，有不同的伴随症状，见下表。

真性球麻痹和假性球麻痹的鉴别

项目	病变部位	咽反射	下颌反射	强哭强笑	舌肌萎缩	锥体束征
真性球麻痹	疑核，舌咽神经、迷走神经损害，多为一侧性	消失	消失	无	常有	无
假性球麻痹	双侧皮质脑干束	存在	亢进	有	无	常有

在结合药物治疗和现代康复治疗（吞咽器官运动的间接训练、直接摄食训练、电刺激等）的基础上，以舌三针为主，结合全身证候和不同临床分期障碍，辨证和辨症取穴，对中风后吞咽功能障碍的恢复有促进作用，特别在发病的3个月内，效果尤为明显。经综合治疗3个月以上，吞咽功能无明显改善者，可考虑转诊耳鼻喉科或外科，行手术治疗，如环状咽肌切断术、喉上抬术、咽瓣成形术、胃造瘘等。

四、靳三针疗法

选穴：舌三针，风府穴，双侧风池穴、完骨穴、三阴交穴。

配伍变化：

认知期障碍加四神针、智三针、印堂穴、百会穴；

准备期和口腔期障碍加患侧颧髎穴、下关穴、金津穴、玉液穴、聚泉穴（位于口腔内，当舌背正中缝的中点处），或头针运动区的中下1/3；

咽期障碍加双侧吞咽穴（位于舌骨与喉结之间，正中线旁开各0.5寸凹陷中，押手轻向外侧推开颈总动脉，针刺向内侧，刺入3分）；

食管期障碍加天突穴；

口角㖞斜加颊车穴、地仓穴；

平衡障碍和协调障碍加脑三针；

足内翻加丘墟穴透照海穴；

言语障碍若以口语表达障碍为主配合优势半球的焦氏头针言语Ⅰ区和言语Ⅱ区，若以听理解障碍为主者配合言语Ⅰ区和言语Ⅲ区，若完全性失语配合言语Ⅰ区～言语Ⅲ区；

卒中后抑郁加郁三针；

肢体运动功能障碍见上文"中风后运动功能障碍"和下文"中风后肢体痉挛"；

风痰阻络加丰隆穴、合谷穴、太冲穴；

痰热闭窍加曲池穴、内庭穴、丰隆穴；

气虚血瘀加气海穴、血海穴、足三里穴。

五、临证发挥

1.善用舌三针

① 量化刺激：多采用捻转手法，使患者有舌根部酸麻胀痛感，并发出声音，或以手示意为度，很少用电针。

② 善用经外奇穴或经验穴替换。如外金津穴、外玉液穴（在颈部中线甲状软骨与舌骨之间，廉泉穴直上1.5寸，各旁开0.3寸处，向舌根可刺入1.5寸），可配合电针刺激。

③ 善配项针。上文处方中的风府穴、风池穴、完骨穴，可以和哑门穴、天柱穴、翳风穴轮替使用，以避免出现穴位、经络疲劳现象。

2.善用电针

① 上文基础处方中，同侧风池穴、完骨穴为一组，或同侧天柱穴、翳风穴为一组。

② 认知期障碍，印堂穴、百会穴为一组。

③ 准备期和口腔期障碍，患侧颧髎穴和下关穴为一组。波形为疏密波，强度以患者耐受为宜。

3.对于准备期障碍和口腔期障碍的患者

电针治疗20min后，拔除体针和面针，留头针和/或项针，带针行构音障碍训练，对于假性球麻痹患者，需要注意早期配合呼吸训练，甚至强化呼吸训练，以预防呼吸肌萎缩及支气管壁的塌陷，增加气道清除异物的能力的同时，增强口腔内与咽腔压力，提高喉抬升的幅度，改善吞咽肌与呼吸肌的协调性。

参考文献

[1] 田德禄.中医内科学[M].北京：人民卫生出版社，2004：269-279.

[2] 贾建平.神经病学[M].北京：人民卫生出版社，2008：171-209.

[3] 王茂斌.神经康复学[M].北京：人民卫生出版社，2009：284-288.

[4] 陈红霞.神经系统疾病功能障碍中西医康复[M].北京：人民卫生出版社，2015：498-525.

[5] 王松龄，张杜峰，李彦杰.中风相关病证中西医结合特色治疗[M].北京：人民卫生出版社，2015：50-58.

[6] 彭增福.靳三针疗法[M].上海：上海科学技术文献出版社，2005：187-192.

[7] 袁青.靳三针疗法[M].北京：人民卫生出版社，2014：51-53.

[8] 柴铁劬.靳三针临症配穴法[M].北京：人民卫生出版社，2016：130-132.

[9] 石学敏.针灸学[M].北京：中国中医药出版社，2007：215-217.

[10] 朱伟新，丘卫红，武惠香等.早期呼吸功能训练对脑卒中后吞咽障碍患者吞咽功能的影响[J].中华物理医学与康复杂志，2015，37（03）：187-189.

第三节 中风后肢体痉挛

一、疾病概述

中风后肢体痉挛，是指动脉硬化、先天性血管病、血管炎、血液病、外伤、药物及各种栓子和血液动力学改变导致急性或慢性的脑血管病变后，引起高级中枢对脊髓牵张反射的调控发生障碍，使牵张反射兴奋性增高，从而出现以速度依赖性肌肉张力增高、腱反射活跃或亢进、病理反射阳性为主要临床表现的中风后功能障碍。本病属于中医学"筋病""痉证"的范畴，多因肝肾阴虚，虚风内动，夹瘀夹痰流窜，痹阻脉络，筋失所养而致，其发病特点同中风病（脑卒中），具体见上文"中风后运动功能障碍"的相关内容。

二、临床特点

患者以速度依赖性肌肉张力增高、瘫痪侧肢体部分随意肌活动无力、运动协调性降低、被动运动阻力增加、阵挛、腱反射活跃或亢进、病理反射阳性为临床特点，或伴随认知减退，言语不利，吞咽困难，患侧肢体肌肉萎缩。严重的痉挛患者会出现异常姿势与平衡障碍、转移困难、无法行走，日常生活活动能力严重受限。

中医证型以肝肾阴虚为主，兼有虚风内动、痰瘀阻络。临床症见肢体瘫痪拘挛，甚则僵硬变形，伴有头晕目眩，耳鸣健忘，舌红苔少，脉细弦，多为肝肾阴虚。虚风夹痰夹瘀流窜头窍面络、肢体，则见口舌㖞斜、舌强言謇、肢体麻木和无力。

三、诊疗思路

1.与其他类似病症进行鉴别诊断

（1）强直　是肌张力增高的另一种形式，由于屈、伸肌的持续收缩导致对被动运动抵抗增强，从而出现的运动障碍。但无Babinski征和亢进的腱反射。

（2）挛缩　即关节挛缩，由于肌肉痉挛、骨折固定等其他原因，使关节长期处于某种特定位置，导致关节周围的软组织、韧带和关节囊出现病理变化，从而使关节活动范围受限，造成机体运动障碍，可伴有局部关节和肌肉疼痛。在中风病，挛缩是痉挛肌群的远期恶果，临床上可行神经阻滞法（多用2%利多卡因）进行鉴别，注射0.5～1.5h后，关节活动范围得到改善为痉挛，反之则为挛缩。

2.识别中风后肢体痉挛的运动模式及相关痉挛肌

（1）上肢　肩关节内收内旋，与胸大肌、大圆肌、背阔肌和肩胛下肌有关；肘屈曲，与肱二头肌、肱肌和肱桡肌有关；前臂旋前，与旋前圆肌和旋前方肌有关；腕屈曲，与桡侧腕屈肌、尺侧腕屈肌和掌长肌有关；拳紧握，与指浅屈肌、指深屈肌、拇长屈肌和拇短屈肌有关；拇指内收，与拇内收肌、拇对掌肌和第一背侧骨间肌有关。

（2）下肢　髋内收，与长收肌、短收肌、大收肌和骨薄肌有关；髋屈曲，与髂腰肌和股直肌有关；膝伸展，与股直肌、股外侧肌、股内侧肌和股中间肌有关；足内翻，与腓肠肌、比目鱼肌、胫骨后肌、胫骨前肌、拇长屈肌和趾长屈肌有关；趾屈曲，与拇长屈肌、趾长屈肌、拇短屈肌和趾短屈肌有关；拇趾上翘，与拇长伸肌有关。

3.分清痉挛处理的阶梯方案

痉挛的治疗方案应从最简单、最保守和副作用最小的方法开始，如果低一级的方法无效，可考虑使用更高一个阶梯的方案。一般在第一阶段的"预防伤害性刺激和健康教育"，及第二阶段的"掌握并坚持正确的体位摆放、关节被动运动和牵伸技术"无效后，在治疗性的主动运动训练、矫形器的使用、物理因子治疗、水疗等康复治疗技术的基础上，以挛三针为主，结合颞三针等，对中风后肢体痉挛有改善作用，特别是在发病的3个月内。若上述综合方法无效，需逐级启动第四阶段的"口服抗痉挛药物（巴氯芬等）"和"神经化学阻滞疗法（BTXA等）"、第五阶段的"鞘内药物注射"和"选择性脊神经后根切断术等手术治疗"、第六阶段的"肌腱延长、肌腱切开等矫形外科手术"和"周围神经切除手术"、第七阶段的"脊髓切开、脊髓前侧柱切断等破坏性更大的手术"。

四、靳三针疗法

选穴：挛三针、阳溪穴、阳池穴、大陵穴、合谷穴、后溪穴、踝三针、颞三针。

配伍变化：口角㖞斜加颊车穴、地仓穴；肩手综合征或肩关节半脱位加肩三针、肩髎穴；指趾水肿加八邪穴、八风穴；复视加眼三针；足内翻加丘墟穴透照海穴；言语障碍加舌三针、金津穴、玉液穴，若以口语表达障碍为主配合优势半球的焦氏头针言语Ⅰ区和言语Ⅱ区，若以听理解障碍为主者配合言语Ⅰ区和言语Ⅲ区，若完全性失语配合言语Ⅰ区～言语Ⅲ区；吞咽功能障碍见上文"中风后吞咽功能障碍"；平衡障碍和协调障碍加脑三针；认知障碍加智三针、四神针；卒中后抑郁加郁三针；便秘加天枢穴、水道穴、归来穴、支沟穴；尿失禁、尿潴留加天枢穴、归来穴、关元穴、中极穴；肝肾阴虚者三阴交穴、太溪穴，用补法，夹痰加中脘穴、足三里穴、丰隆穴，夹瘀加血海穴、太冲穴、合谷穴。

五、临证发挥

　　临床上，根据中医学阴阳平衡理论并结合现代康复学理论，取穴注重强化上肢伸肌、下肢屈肌的运动，拮抗上肢屈肌、下肢伸肌运动，促进共同运动向分离运动转化，抑制与控制痉挛，建立正常运动模式。遂善于利用Brunnstrom评定法，有助于辨别患者上肢、手和下肢运动恢复阶段。一旦患者进入Brunnstrom运动功能分期Ⅲ期，及早使用挛三针为主的靳三针疗法，并辅以治疗性的主动运动训练（包括患侧上肢负重训练等抗痉挛模式训练）、矫形器的使用等。

　　当中风病发病时间进入恢复中、后期，肢体运动控制往往出现不同程度的恢复后，医者需要辨别肢体恢复的程度，灵活制订针灸及现代康复治疗的方案。其中，对于仍处于痉挛状态的部分患肢，需要准备两到三组处方，以避免出现穴位、经络疲劳现象。建议上述靳三针组方（其中的颞三针可与颞上三针交替使用，合谷穴、后溪穴互透）为处方一，国家中医药管理局医政司编纂的"中风病恢复期中医诊疗方案"中"痉挛期"的组方（使手腕伸展或手指伸展，取手三里穴、外关穴；使肘部伸展、肘外旋，取天井穴、臑会穴；使臂外展，取肩髃穴、臂臑穴；使髋外展，取风市穴、膝阳关穴；使膝关节屈曲，取承扶穴、委中穴；使足背屈、踝外翻，取阳陵泉穴、悬钟穴；使趾伸展、足背屈，取解溪穴、丘墟穴；使用电针，波形为疏密波，频率以100次/min为宜，刺激强度以患者能耐受为度，也可以用芒针透刺）+国际标准头针（或焦氏头针）为处方二，轮替使用。而对于已经脱离协同模式，进入分离运动的部分患肢，在现代康复训练的基础上，针灸处方以"治痿独取阳明"理论选穴，肩部选肩髃穴、臂臑穴，肘部选曲池穴、手三里穴，腕部选外关穴，手部选八邪穴，膝部选风市穴、伏兔穴，踝部选阳陵泉穴、悬钟穴，足趾选解溪穴、丘墟穴、八风穴，辨证取穴同上文。

　　当发病时间进入恢复后期或后遗症期，肢体痉挛状态仍未改善，且发现针刺明显诱发患者肢体肌肉紧张者，停止针刺治疗，改用十二井穴施麦粒灸法（直接灸），注意避免烫伤，特别是糖尿病周围神经病变患者。

参考文献

[1] 田德禄. 中医内科学 [M]. 北京：人民卫生出版社，2004：269-279.

[2] 贾建平. 神经病学 [M]. 北京：人民卫生出版社，2008：171-209.

[3] 王茂斌. 神经康复学 [M]. 北京：人民卫生出版社，2009：211-215.

[4] 陈红霞. 神经系统疾病功能障碍中西医康复 [M]. 北京：人民卫生出版社，2015：250-266.

[5] 窦祖林，欧海宁. 痉挛肉毒毒素定位注射技术 [M]. 北京：人民卫生出版社，2012：56-135.

[6] 卓大宏. 中国康复医学 [M]. 第二版. 北京：华夏出版社，2003：676-695.

[7] 国家中医药管理局医政司. 24个专业105个病种中医诊疗方案（试行）[M]. 北京：国家中医药管理局医政司，2012：564-566.

[8] 杨海涛. 颞三针配合挛三针治疗中风后痉挛性偏瘫的临床研究 [D]. 广州：广州中医药大学，2013.

[9] 廖穆熙. 靳三针疗法治疗中风后痉挛性瘫痪的多因素分析临床研究 [D]. 广州：广州中医药大学，2016.

第四节 颤症

一、疾病概述

颤症，又称"颤震"或"颤振"或"振掉"，是指因脑髓失聪，筋脉、肢体失控而出现以头部或肢体不自主地摇动、颤抖为主要临床表现的一种病症。常见于西医学某些锥体外系疾病所致的不随意运动，如舞蹈病、手足徐动症等。

本节主要讨论帕金森病，又称"震颤麻痹"，是常见颤症之一，多由肝肾亏虚，气血不足，脾湿痰浊阻滞脉络，经脉失养，虚风内动而致，以静止性震颤、肌强直、运动徐缓、姿势步态障碍为主要特征的一种神经变性疾病。本病起病隐匿缓慢，呈进行性加重，常见于中老年，男性稍高于女性。本病有原发性和继发性之分。原发性帕金森（即帕金森病）病因尚未明确。继发性帕金森（即帕金森综合征），多因脑炎、血管性疾病、基底节肿瘤、慢性肝脑变性等。

二、临床特点

震颤多自一侧手部开始，呈"搓丸样"动作，然后发展到同侧下肢，接着累及对侧上下肢，口周、下颌、头一般最后累及。上肢震颤比下肢严重，情绪激动时加重，肢体运动时减轻，睡眠时完全停止。肌强直可见全身肌肉紧张度增高，被动运动时呈"铅管样强直"，如果同时有震颤则有"齿轮样强直"，坐位时不易起立，卧时不易翻身，站立时呈特殊姿势（头前倾，躯干俯屈，上臂内收，肘关节屈曲，腕关节伸直，手指内收，拇指对掌，指间关节伸直，髋及膝关节均略弯曲）；面肌强直使面部无表情，眨眼减少，双目凝视，呈"面具脸"；舌肌、咽喉肌强直，可出现说话缓慢、吐字含糊不清，严重者可出现吞咽困难。运动徐缓，各项日常生活动作十分缓慢，严重时要人帮助完成；随意运动始动困难，一旦起步可表现为"慌张步态"，且因失去联合动作，患者行走时双手无前后摆动；书写困难，可出现"写字过小症"。部分患者出现其他自主神经症状，如怕热、大量出汗、排尿不畅、顽固性便秘等。部分患者还有精神症状，如失眠、情绪抑郁、智力减退、痴呆等。继发性帕金森常伴有其他疾病的临床表现，或氟桂嗪、抗精神病的镇定剂等相关药物服用史，或一氧化碳、锰、汞等毒物接触史。

常见的中医证型有肝肾亏虚、气血不足和痰浊动风。

筋脉拘紧，肌肉强直，伴动作笨拙，头及四肢震颤，头晕目眩，耳鸣，腰酸肢软，失眠或多梦，肢体麻木，舌体瘦、质暗红，脉弦细，多为肝肾亏虚；

伴运动减少，肢体震颤，精神倦怠，面色无华，头晕目眩，四肢乏力，舌质暗淡、苔白，脉细无力，多为气血不足；

伴动作困难，震颤时重时轻，常可自我控制，舌胖大、质淡、有齿痕、苔腻，脉弦滑，多为痰浊风动。

三、诊疗思路

一般根据主要症状、特殊姿势和慌张步态，对临床上典型病历的诊断不难。如果有条件，可以借助影像学手段，如脑单光子发射计算机断层扫描（SPECT）、正电子发射计算机断层扫描（PET）等，通过判断基底核多巴胺转运蛋白（DAT）丢失程度，从而更敏感地诊断早期帕金森病。但需注意帕金森病和帕金森叠加综合征（即多系统萎缩）的区别。后者在帕金森病的临床表现上，还可出现小脑征、眼球垂直凝视障碍、直立性低血压等自主神经系统损害、痴呆、上运动神经元和下运动神经元损害体征等表现。此外，根据相关病史和检查，不难与原发性帕金森病区分，诊断继发性帕金森病。如脑炎后帕金森综合征，有脑炎病史，伴动眼危象、皮脂溢出及流涎增多等表现。

以颤三针为主，结合全身证候，辨证和辨症取穴治疗帕金森病，对其运动功能障碍和非运动系统功能障碍均有改善作用，特别对静止性震颤、言语障碍、吞咽功能障碍、抑郁、睡眠的改善尤为明显，其中，病程短者疗效更突出。然而，临床上，建议在结合药物治疗和现代康复治疗（被动肌肉伸展训练、平衡反应训练、步行训练等）的基础上，配合靳三针疗法，如此更有利于控制帕金森病临床表现，减缓病程发展，同时可以减少西药用量及其副作用。晚期多数病患会出现一些难以处理的运动并发症，可以考虑行脑立体定向手术，毁坏深部脑核团，或行深部脑核团刺激术。

四、靳三针疗法

选穴：颤三针、颞三针、脑三针、手三针、足三针、阳陵泉穴、悬钟穴。

配伍变化：震颤较甚加大椎刺血拔罐；僵直较甚加灸大包穴、期门穴；言语吞咽功能障碍参考上文"中风后吞咽功能障碍"；口干舌麻用承浆穴、廉泉穴、复溜穴；认知障碍者加智三针；卒中后抑郁加郁三针；睡眠障碍加定神针；汗多者选用肺俞穴、脾俞穴；顽固性便秘加天枢穴、归来穴、支沟穴、气海穴；排尿不畅加天枢穴、水道穴、关元穴、中极穴、阴陵泉穴；皮脂溢出选用内庭穴、曲池穴；胃脘腹部胀满选用梁门穴、中脘穴、气海穴；肝肾亏虚加肝俞穴、肾俞穴、三阴交穴、太溪穴；气血不足加气海穴、血海穴、足三里穴；痰浊动风加丰隆穴、中脘穴、阴陵泉穴。

五、临证发挥

帕金森病针刺治疗控制临床证候，特别是静止性震颤的关键，在于头针的行针方法，即先采用强刺激以抑制病灶的兴奋度，再留针，加以体针和项针，巩固效果。另外，头项针针刺的深度和方向也很重要，风池穴往鼻尖方向深刺，注意患者取坐位低头，四神针往两耳尖、前发际和后发际四个方向斜刺，脑三针向后发际斜刺，颞三针朝下斜刺，刺入深度占针身（1.5寸毫针）3/4。诸穴针后出现头脑清醒和轻松感为佳。

掌握针灸起效方式，便于制订综合治疗方案。

（1）渐进式　多出现在初次接受针灸治疗的早期患者。患者会觉得临床证候在每次治疗后都在改善。此时，应劝说患者建立健康档案，定期随访和健康教育，同时坚持配合药物治疗。

（2）突发式　在接受一定时间的针灸治疗后，症状改善出现停滞现象，偶会出现症状波动，但在随后的某一次治疗后症状会突然又明显好转。此时，应鼓励病患持续针刺和药物治疗，并配合物理治疗（包括物理因子治疗、运动治疗）。值得注意的是，需要排除穴位、经络疲劳现象。更改针刺治疗的频率和处方，有助于鉴别。

（3）波动式　患者在治疗过程中，病情反复，时好时坏，多有时间规律，常见于秋冬之交或冬春之交。此时，应与患者沟通，让其了解针灸疗效的特点和起效方式，坚定其持续治疗的信心，必要时可以调整药物治疗方案和康复治疗方案。另外，注意排除是否存在药物副作用的可能，例如"开—关"现象。

参考文献

[1] 田德禄.中医内科学[M].北京：人民卫生出版社，2004：297-301.

[2] 彭增福.靳三针疗法[M].上海：上海科学技术文献出版社，2005：226-229.

[3] 柴铁劬.靳三针临症配穴法[M].北京：人民卫生出版社，2016：134-136.

[4] 贾建平.神经病学[M].北京：人民卫生出版社，2008：171-209.

[5] 王启才.针灸治疗学[M].北京：中国中医药出版社，2007：97-99.

[6] 庄礼兴.靳三针学术思想及靳三针疗法经验集成[M].北京：人民卫生出版社，2016：136-137.

[7] 国家中医药管理局医政司 . 24 个专业 105 个病种中医诊疗方案（试行）[M].
　　　北京：国家中医药管理局医政司，2012：3-7.

[8] 杨世敏 . 以颞三针为主治疗帕金森病的临床研究 [D]. 广州：广州中医药大
　　　学，2009.

[9] 陈宇君 . 颞三针治疗帕金森病的临床疗效观察 [D]. 广州：广州中医药大学，
　　　2015.

第五节　呆症

一、疾病概述

　　呆症，又称为"痴呆""呆病""痴证"，多由髓减脑消或痰瘀痹阻脑络，
神机失用而引起的在意识清楚状态下，以呆傻愚笨、善忘等为主要临床表现
的一种智能减退性疾病。相当于西医诊断学的老年性痴呆、血管性痴呆、一
氧化碳中毒后痴呆等。本节主要讨论老年性痴呆的诊疗。

　　老年痴呆（即阿尔茨海默病）是最常见的痴呆类型，以神经炎性斑、神
经元纤维缠结和广泛神经元缺失为病理学特征，以进行性认知功能障碍和行
为损害为特征，是以记忆障碍、失语、失用、失认、视空间能力损害、抽象
思维和计算力损害、人格和行为的改变等为主要临床表现的中枢神经系统退
行性病变。中医学认为本病多因肝肾亏虚，精血不足，使髓海空虚，神明失
用；或脾失健运，痰浊内生，上蒙清窍而致病。其发病率随着年龄增长逐渐
增高，且起病隐匿，发展缓慢，渐进加重，一般无缓解。

二、临床特点

　　老年痴呆的临床症状可以概括为两大方面，即认知功能减退及其伴随的
生活能力减退症状和非认知性神经精神症状。根据其演变过程，大致分为以
下三个阶段。

　　（1）轻度　主要表现为记忆障碍。先是近事记忆减退，遗忘日常所做的

事和常用的一些物品，随着病情发展，出现远期记忆减退，遗忘发生已久的事情和人物。面对生疏和复杂的事情容易出现疲乏、焦虑和消极情绪，还会表现出不修边幅、易怒、自私、多疑等人格方面的障碍。

（2）中度　除记忆障碍外，主要出现思维和判断力障碍、性格改变和情绪障碍，以致患者工作、学习新知识和社会接触能力减退，特别是原已掌握的知识和技巧出现明显衰退。还可以出现失语、失用、失认或肢体活动不灵等一些局灶性脑部症状。另外常有较多的行为和精神活动障碍，如外出找不到回家的路而走失；又如性格转变，由内向型转外向型性格。

（3）重度　除上述各项临床表现逐渐加重外，还有行为和精神活动障碍加重，出现情感淡漠、哭笑无常、言语能力丧失，以致不能完成日常简单的生活事项，终日无语而卧床为主，与外界逐渐丧失接触能力，进一步出现四肢强直或屈曲瘫痪，括约肌功能障碍。此时，患者常常可并发全身系统疾病，最终因并发症而死亡。

常见的中医证型有肝肾亏虚、气血不足和痰浊蒙窍。

记忆力减退，失认失算，突发性哭笑、易怒、易狂，伴有头昏或眩晕，耳鸣耳聋，手足发麻，震颤，失眠，重者发作癫痫，舌质红，苔薄黄，脉弦数，多为肝肾亏虚；

行为表情失常，终日不言不语，或忽笑忽歌，喜怒无常，记忆力减退甚至丧失，步态不稳，伴有面色淡白，气短乏力，心悸失眠，多梦易惊，纳呆便溏，舌淡，苔白，脉细弱无力，多为气血不足；

表情呆板，行为迟缓，终日寡言，记忆力丧失，坐卧不起，二便失禁，伴有形体肥胖，嗜睡，脘腹胀痛，纳呆呕恶，口多涎沫，舌胖嫩而淡、边有齿印，苔白厚而腻，脉滑，多为痰浊蒙窍。

三、诊疗思路

老年痴呆的临床诊断一般是依据详细的病史、临床症状、精神量表检查等进行判断。注意与其他痴呆类型进行鉴别。

（1）血管性痴呆　急性起病，偶可亚急性甚至慢性起病，症状波动性进展或阶梯性恶化，有神经系统定位体征，既往有高血压或动脉粥样硬化或糖尿病病史，影像学可发现多发的脑血管性病灶。

（2）Pick病　早期出现人格、精神障碍，遗忘则出现较晚，影像学示额叶和颞叶脑萎缩。

（3）路易体痴呆　表现为波动性认知功能障碍，反复发生的视幻觉，及自发性椎体外系功能障碍。患者一般对镇静药异常敏感。

（4）老年人良性健忘症　通过神经心理学量表证实其近期记忆力正常，无人格和精神障碍，可以通过提醒改善健忘状态。

（5）帕金森病　合并椎体外系运动障碍症状，多巴类药物治疗有效。

以老呆针为主，结合全身证候，辨证和辨症取穴治疗早期老年痴呆的效果较好，能改善临床症状，以健忘的改善尤为明显，坚持针刺治疗，并配合认知障碍训练，可以减缓疾病的进展。治疗期间，鼓励患者外出参与集体活动，特别是一些需要手眼配合的太极拳等，也可以鼓励患者参与一些需要记忆配合的打牌、打麻将等娱乐，切莫让老年人独居，特别是鳏寡老人，也可以通过社区，将这类患者聚集，实行群体治疗、音乐治疗等。另外，一旦患者出现早期行为和精神障碍，家人陪伴，同时配合相关西药治疗，更有利于控制临床证候。晚期，疗效较差，建议采用综合治疗，以提高病患日常生活质量。

四、靳三针疗法

选穴：老呆针、四神针、智三针、颞三针、脑三针、足智三针、印堂穴、神门穴、悬钟穴。

配伍变化：耳鸣耳聋加耳三针；尿便失禁加尿三针、阴三针、阳三针；肝肾亏虚加太溪穴、三阴交穴、肝俞穴、肾俞穴；气血不足加气海穴、血海穴、足三里穴、膈俞穴；痰浊闭窍加中脘穴、内关穴、足三里穴、丰隆穴。

五、临证发挥

老年痴呆病情顽固，建议强化治疗效果，在针刺后，拔出体针，留头针（四神针、智三针、颞三针、脑三针、印堂穴、百会穴）行认知障碍训练；离院返家时，留耳穴（皮质下、额、枕、颞、心、肝、肾、神门、内分泌，每次取一侧耳）压豆加强日常刺激，特别在日常娱乐时，可以按揉上述各个耳穴，使耳朵发红发热。另外，本病病程也长，长期使用上述靳三针处方，容易出现穴位、经络疲劳现象，可以降低针刺频次，但在未针刺期间，需要调整家庭康复方案，增加一些康复活动，如怀旧活动、感官刺激活动等，以保证治疗的连贯性。

参考文献

[1] 田德禄. 中医内科学 [M]. 北京：人民卫生出版社，2004：153-158.

[2] 王启才. 针灸治疗学 [M]. 北京：中国中医药出版社，2007：97-99.

[3] 袁青. 靳三针疗法 [M]. 北京：人民卫生出版社，2014：91-93.

[4] 柴铁劬. 靳三针临症配穴法 [M]. 北京：人民卫生出版社，2016：134-136.

[5] 贾建平. 神经病学 [M]. 北京：人民卫生出版社，2008：171-209.

[6] 吴江. 神经病学 [M]. 北京：人民卫生出版社，2010：331-336.

第六节　植物状态

一、疾病概述

植物状态是一种临床特殊的意识障碍，主要表现为对身体或外界的认知功能完全丧失，能睁眼，有睡眠-觉醒周期，部分或全部下丘脑及脑干功能基本保存。常见的原因有颅脑损伤、脑血管意外、颅内感染、一氧化碳中毒、脑积水等。若植物状态持续1个月以上，可称为持续性植物状态（PVS）。PVS预后差，大多数患者终生不能恢复意识，而死于肺部或泌尿系统感染、全身衰竭等；神志转清者也大多留下不同程度的神经功能缺损。本节主要讨论成人持续性植物状态的诊治。

植物状态在中医学中的论述散见于"昏聩""昏蒙""神昏"等方面，多由于血脉瘀阻，或痰浊挟风、挟热、挟湿，蒙蔽清窍，神失所用而致。

二、临床特点

持续植物状态是一种特殊的意识障碍，患者貌似清醒，可自主睁眼，眨眼自如，或瞪目凝视，或无目的地转动眼球，但对外界刺激无法做出反应，即无任何意识活动，无法遵循指令行动，但绝大多数患者存在睡眠-觉醒周期。无自发言语，对自身或外界环境刺激缺乏有意识的情感和行为反应。可有无意识的随意运动，或四肢呈去皮质或去大脑状态，且因肌张力增高使相关关节挛缩，疼痛刺激肢体可出现伸直或屈曲，一些原始反射如握持反射可引出。心跳、呼吸、血压等低级中枢的功能尚存，而高级神经中枢的功能已经丧失，可伴有多汗、心跳及呼吸节律不规律、二便失禁或潴留等自主神经功能紊乱的表现。瞳孔对光反射、睫毛反射、吞咽反射、咳嗽反射等脑干反射大多存在。另外，容易并发感染、营养不良、中枢性高热、溃疡、压疮、深静脉血栓形成及肺栓塞、多器官功能衰竭、丝状角膜炎等。

常见的中医证型有肝阳上亢、风痰闭窍、痰热闭窍、痰湿阻窍、气虚血瘀、肝肾阴虚和肾精亏虚。睁眼昏聩，伴面红目赤，烦躁，便秘，尿黄，舌质红或绛，苔薄黄，脉弦，多为肝阳上亢；伴面红目赤，肢体拘急强痉，两目斜视或直视，口噤，项强，抽搐，角弓反张，腹胀便秘，尿黄，舌质红绛，苔黄，脉弦数，多为风痰闭窍；伴鼻鼾痰鸣，呼粗吸促，痰黏，色黄或绿，时夹浓痰，不易咳出，身热，大便干结，舌红，苔黄腻，脉滑数，多为痰热闭窍；伴面色晦暗，体型丰腴，痰多吐涎，脘腹胀满，舌淡而胖，苔白腻，脉滑或沉滑，多为痰湿阻窍；伴肢软无力，或手足拘挛，面色萎黄，舌质淡紫或有瘀斑，苔薄白，脉细涩或细弱，多为气虚血瘀；病程日久，形体消瘦，面色潮红，筋惕肉瞤，手足心热，盗汗，大便干结，舌红少苔，脉弦细或弦数，多为肝肾阴虚；病程日久，毛发干枯，大肉削脱，大骨枯槁，四肢不温，便溏或便结，尿多或尿闭，舌淡，苔薄白，脉沉细，多为肾精亏虚。

三、诊疗思路

持续植物状态的临床诊断一般是依据详细的病史、临床症状、体感诱发电位、脑干听觉诱发电位等进行判断。需与其他疾病进行鉴别。

（1）昏迷 由于上行性脑干网状激活系统或双侧大脑皮质弥漫性病变所

致，以两眼闭合不全，不能被唤醒，没有睡眠 - 觉醒周期为主要临床表现。昏迷通常维持较短时间，如不发生死亡，则可进入植物生存状态或持续昏迷。

（2）闭锁综合征　主要由于脑桥腹侧皮质脊髓束和支配第Ⅴ对脑神经以下的皮质延髓束损害致中枢神经系统的传出纤维中断，但传入纤维完好。主要表现为无表情、不能说话、头晕、咽喉不能运动、吞咽反射消失、四肢瘫痪、对别人提问仅能用睁眼、闭眼等眼球运动来表示。

（3）最小意识状态　指患者有严重的意识改变，有极小但很明确的自我和环境觉醒行为。如对带有感情的视觉或语言刺激产生适当的哭或笑反应。

以智三针、四神针、颞三针、脑三针、手智针、足智针为主，结合全身证候，辨证和辨症取穴治疗植物状态，可以加强脑干网状结构与大脑皮质的联系，以促进患者意识恢复，其中对轻中度颅脑外伤者尤为明显，配合周围神经刺激法、感官及环境刺激等效果更佳。然而对于持续植物状态者，特别是超过 12 个月的急性穿通性颅脑外伤，或超过 3 个月的急性非穿通性颅脑外伤和脑血管意外，或超过 1 ～ 3 个月的代谢或变性疾病者，可认为是永久性植物状态，不仅需要关注针刺治疗的效果，考虑久病耗气，气虚及血，调和气血，以及久病及肾，肾精亏虚，以适当调节针刺强度，并使用灸法，还需要关心患者并发症的预防、发生和发展，以配合其他疗法进行防治，提高患者的生存率。

四、靳三针疗法

选穴：四神针、智三针、颈三针、内关穴透外关穴、合谷穴、十二井穴、足三里穴、悬钟穴、三阴交穴、太冲穴。

配伍变化：运动障碍、二便障碍详见上文；肝阳上亢加太溪穴、行间穴；风痰闭窍加风池穴、丰隆穴、阴陵泉穴；痰热腑实加曲池穴、内庭穴、丰隆穴；痰湿阻窍加中脘穴、丰隆穴；气虚血瘀加气海穴、血海穴；肝肾阴虚加肝俞穴、肾俞穴、太溪穴；肾精亏虚加命门穴、关元穴、太溪穴。

五、临证发挥

针刺疗法是治疗持续植物状态的常用治疗方法之一，为提高其疗效，更好地促醒，提高患者生存率和生活质量，建议针刺治疗时，避免出现穴位、经络疲劳现象；面面俱到，头颈、四肢均要刺激；留有余地，综合刺激，优化流程；久病耗气，气虚及血，调和气血，或久病及肾，肾精亏虚。

遂临床上至少可安排六个不一样的处方，以便轮替针刺，周而复始，兹推荐如下：

① 颞三针、手智针、足智针、脑三针、膻中穴、太渊穴、肾关穴、太白穴；

② 四神针、智三针、颈三针、十二井穴、外关穴、足三里穴、三阴交穴；

③ 印堂穴、上星穴、百会穴、素髎穴、颈夹脊穴、八邪穴、合谷穴、太溪穴、太冲穴；

④ 醒脑开窍针法、耳穴神门、耳穴脑干、耳穴心、耳穴三焦、枕上正中线、枕上旁线、腹针引气归元针（中脘穴、下脘穴、关元穴、气海穴）、大陵穴、内关穴、阳陵泉穴、八风穴；

⑤ 顶颞前斜线、顶颞后斜线、顶中线、顶旁一线、枕下旁线、灵骨穴、太白穴、血海穴、悬钟穴、足底反射区脑干；

⑥ 翳风穴、完骨穴、风池穴、十宣穴、肺俞穴、心俞穴、脾俞穴、膈俞穴、肾俞穴。仅供参考，视临床具体情况调整。

参考文献

[1] 陈红霞.神经系统疾病功能障碍中西医康复[M].北京：人民卫生出版社，2015：641-657.

[2] 南登崑，黄晓琳.实用康复医学[M].北京：人民卫生出版社，2009：1382-1392.

[3] 林福军.持续性植物状态的中医证候临床流行病学研究[D].南京：南京中医药大学，2007.

[4] 陈俊琦，陈绮倩，徐敏鹏等.对持续植物状态针刺治疗组方的一些建议[J].时珍国医国药，2017，28（01）：174-175.

（陈俊琦）

第四章　筋骨伤科疾病

第一节　颈痹（落枕、颈椎病等）

一、疾病概述

颈痹是以颈部疼痛、麻木、僵硬甚则转侧不利，或连及肩臂为主要表现的一类病症。本病早期多以实证为主，由六淫之邪侵犯颈项，或劳损外伤，形成气滞、血瘀、痰凝等，阻滞颈项经络而致痹；日久病邪入里，导致肝肾亏虚，颈筋失养，形成虚实夹杂之证。

二、临床特点

颈项部是人体活动较频繁，活动方向和范围较大的部位，能进行前屈、后伸、左右侧屈、左右旋转等活动，因此发生损伤的机会也较多。颈部筋络既是运动的动力，又有保护和稳定头颅的作用，如果遇到强大外力使颈部过度扭转、牵拉则会发生损伤，称为颈部扭挫伤；睡眠时姿势不当可引起肌肉痉挛，或兼有颈椎小关节错缝，颈部疼痛且活动受限，俗称落枕。症状较轻者，数天可自愈，症状重者迁延数周，且容易复发。如果颈椎劳损出现骨质增生、项韧带钙化，椎间隙狭窄，椎间关节囊、黄韧带增厚等病理改变，影响到神经根、脊髓或主要血管，出现疼痛、麻木、眩晕等一系列症状，临床上统称为颈椎病。

三、诊疗思路

颈部扭挫伤一般有明确外伤史，落枕多在睡眠后发病，此两者均可见颈部一侧疼痛，头多偏向患侧，下颌偏向健侧，颈部活动受限，不能自由旋转，转头时整个上身同时转动，在痛处能摸到肌肉痉挛，可触到条索状或块状硬结，轻度肿胀，斜方肌和大小菱形肌也常有压痛。

颈椎病根据其症状可分为颈型、神经根型、椎动脉型、脊髓型、交感神经型和混合型6型。颈型颈椎病以颈局部症状为主；神经根型颈椎病多有一侧颈肩手臂麻木疼痛，臂丛牵拉试验阳性；椎动脉型颈椎病有因颈部位置改变诱发的头晕头痛、猝倒；脊髓型颈椎病患者肢体软弱无力，步态不稳，伴有感觉障碍；交感神经型颈椎病有头晕、眼花、耳鸣、手麻、心动过速、心前区疼痛等一系列交感神经症状；混合型颈椎病常有2种以上类型的症状同时存在。

颈椎X线片是最常用的辅助检查，常规检查正侧位，观察颈椎生理曲度，椎间隙有无变窄，颈椎是否有双边征、双突征，韧带是否钙化等。若平时转动颈椎时不时会出现"咯咯"的响声，提示颈椎不稳定，多伴有颈椎小关节紊乱，重点观察侧位片，必要时加拍过伸或过屈位观察椎体是否有滑脱。有眩晕的患者建议拍张口位用于观察环枢关节，神经型颈椎病和椎动脉型颈椎病需做双斜位片观察椎间孔有无变小，钩椎关节是否增生，可进一步做CT或MR检查明确神经或椎动脉被压迫的程度、范围。椎动脉型颈椎病可进一步做颈动脉、椎动脉彩超了解血管供血情况。

颈痹的治疗可以针灸为主，配合其他多种疗法。例如，以颈部肌肉酸痛为主的可结合推拿、拔罐治疗；以上肢神经放射症状为主的可配合牵引、营养神经药物进行穴位注射；有颈椎小关节错位者需进行手法复位。脊髓型颈椎病若脊髓压迫程度较重，不适宜进行手法复位或牵引等治疗。

四、靳三针疗法

主穴：颈三针、阿是穴。

配伍变化：头在上为天，颈椎骨古时又称为天柱骨。颈三针的天柱穴、大杼穴均属于足太阳膀胱经，可振奋阳气，使颈项挺直而治疗颈项经筋衰退导致的颈椎生理弯曲变直或反弓。若后项正中疼痛，可在局部督脉取颈椎棘突下点斜向上方入针进行针刺。《灵枢·杂病》云："项痛不可俯仰，刺足太阳，不可以顾，刺手太阳"。若颈部左右转动不灵活，可在近部加刺颈椎横突的压痛点，远处取穴可选手太阳小肠经的后溪穴，足太阳膀胱经的申脉穴，正所谓八脉交会穴歌里的"后溪督脉内眦颈，申脉阳跷络亦通"。若脊髓型的颈椎病，可加八会穴的髓会悬钟穴。若颈肩结合部肌肉酸痛，可刺肩井穴、肩中俞穴、肩外俞穴、天宗穴。若上肢具有放射性神经痛，可加用手三针。若伴有头痛、眩晕，恶心呕吐，可加用百会穴、风池穴、内关穴。

五、临证发挥

颈椎的触诊是临床诊断和寻找阿是穴的重要环节。检查时可先用一手按着患者前额，使下颌轻度抬起，颈椎稍前凸，以另一手拇指按住颈椎棘突旁软组织附着处，自 C_2 到 C_7 逐一按压，确定棘突有无偏歪或移位，有移位的需分辨移位的方向、程度，分辨压痛点是在棘突的中央区还是在两侧，并由轻到重测定压痛点是位于浅层还是位于深部，一般浅压痛多为项韧带、棘间韧带或皮下筋膜的问题。颈椎棘突上有斜方肌中上部（枕骨粗隆至 T_{12} 棘上韧带）、小菱形肌（$C_6 \sim C_7$ 项韧带）、上后锯肌（$C_6 \sim T_2$ 棘突）、头夹肌（$C_3 \sim T_3$ 棘突）、头半棘肌（$C_2 \sim C_5$ 棘突）、半棘肌（$C_2 \sim T_6$ 棘突）和棘间肌的附着，可根据压痛点的位置判断受累肌群。对棘突间韧带的触诊，需低头35°左右时容易触到。棘间韧带压痛性硬结呈索状物，常见于项韧带钙化。

对于横突的触诊，触诊时由锁骨上窝沿胸锁乳突肌外缘触压横突尖前侧及后侧，同时触压横突间。由于横突前结节到横突后结节之间有很多肌肉附着，又是脊神经后支的支配区，所以触诊时两者结合分析有明显的定位意义。乳突后缘压痛最常见于胸锁乳突肌和颈最长肌肌腱的劳损。$C_1 \sim C_4$ 横突尖为提肩胛肌上端附着处，有压痛，常可伴颈旁侧痛。$C_5 \sim C_7$ 横突尖为前、中与后斜角肌上端附着处，有压痛时可伴颈下方痛。如为关节突移位（棘突肯定伴随移位），则压痛点多在横突尖及横突间后侧，临床表现可以看到脊神经后支支配区颈项疼痛；如果为椎体后外缘增生，椎间盘侧后突出，则以前侧压痛明显，多发生于 C_6、C_7，并多向肩臂腋部并向手部放射。

进行前斜角肌触诊时患者头向健侧并稍侧屈，深吸气后闭气，以食指、中指在其锁骨上沿胸锁乳突肌外缘向内上方按压，可以触到前斜角肌的下端，轻轻触压来了解该肌的硬度及是否有压痛。这块肌肉起于 $C_3 \sim C_6$ 横突前结节，斜行向下止于第1肋骨上缘的斜角肌结节，臂丛神经与锁骨下动脉在其后方，肌肉虽然不大，但受 $C_3 \sim C_8$ 共6个神经的支配，临床上 $C_2 \sim C_7$ 任何一节颈椎有病，都可以使斜角肌受累而出现压痛点，所以这个地方常常是治疗的要点。

还需注意枕神经点是否有压痛。枕大神经在乳突与枢椎棘突的连线中点凹陷处，枕小神经则在乳突后下方的胸锁乳突肌后缘处。高位颈椎病特别是寰枢病变最早出现枕神经压痛。有人研究证明，枕神经受挤压是颈椎病引起头痛的主要病理学基础，主要发病原因是寰枢椎周边肌肉或筋膜的病损，或者是环枢椎的移位引起。

椎动脉点在乳突尖和枢椎棘突连线中外三分之一处的下方及胸锁乳突肌后缘的后方，在枕神经之外，椎动脉型颈椎病及椎动脉综合征，在这里多有压痛或异常感觉，在此点重力按压可以诱发眩晕。

第二节 腰痹（腰肌劳损、腰椎间盘突出等）

一、疾病概述

腰痹是以腰部疼痛、重着、麻木甚则屈伸不利或连及单侧或双侧下肢为主要表现的一类病症。正气虚弱，肾气不足是本病的内因和发病关键，感受风寒湿热等外邪，劳损及跌扑闪挫，产后等是发病外因和诱因。疾病早期以邪盛为主，表现为经络痹阻，或气滞血瘀；日久不愈，表现为肾督亏虚，或肝肾亏虚；严重者出现脏腑病变。

二、临床特点

腰椎是脊柱负重量较大，活动又较灵活的部位，能作前屈、背伸、侧屈，旋转等各个方向的活动，在身体各部运动时起枢纽作用。尤其腰4/5及腰5骶1，是全身应力的中点。因此，腰部的肌肉、韧带、小关节突、椎间盘等在运动或日常活动中易于受到损伤。当脊柱屈曲时，主要靠韧带（尤其是棘上、棘间、髂腰等韧带）和两旁的伸脊肌（特别是骶棘肌）收缩来维持躯干的位置。如果腰椎过度扭转或负重，则会造成肌肉的肌纤维撕裂，韧带裂伤，骨节错缝，滑膜嵌顿，椎间盘纤维环破裂髓核突出，出现急性腰痛，呈断裂样、针刺样或刀割样持续性疼痛，腰背肌紧张并保护性地引起脊柱强直，坐卧困难，活动明显受限，前屈时疼痛加重，站立时髋、膝关节常呈半屈位，两手扶膝以支撑，一侧腰肌筋膜扭伤时可有脊柱侧凸，凸向健侧。腰部慢性疼痛常由于长时间弯腰，姿势不良或急性腰痛治疗不当迁延演变而成，也有腰椎解剖结构异常所致，多呈隐痛，酸痛，刺痛或烧灼痛，时轻时重，反复发作，腰痛常在腰骶附近，休息后减轻，劳累或遇天气变化时疼痛加剧。

三、诊疗思路

急性腰肌筋膜扭伤常在棘突旁骶棘肌处、腰椎横突或髂嵴后部有压痛，直腿抬高引起腰部疼痛而受限，但加强试验阴性。韧带损伤时局部会出现瘀斑肿胀，在棘突和棘突间有明显压痛，脊柱屈曲时疼痛加剧，仰卧屈髋试验（+）。棘上韧带劳损压痛极为表浅，常局限于 1～2 个棘突尖部。若棘上、棘间韧带断裂，棘突间的距离会加宽。髂腰韧带扭伤，在髂嵴后部与第 5 腰椎间三角区有深压痛，屈曲旋转脊柱时疼痛加重。腰椎后关节滑膜嵌顿多有腰部扭伤，闪腰或弯腰后猛然直立的病史，在腰 4～5 或腰 5 骶 1 椎旁有明显压痛。第三腰椎横突综合征常在骶棘肌外缘第 3 腰椎横突尖端处有局限性压痛，有时可触及一纤维性软组织硬结，常引起同侧下肢反射痛，直腿抬高试验可为阳性，但加强试验为阴性。腰椎间盘突出患者，突向椎管内的髓核或纤维环裂片若未压迫神经根而只有后纵韧带受刺激，则以腰痛为主；若突破后纵韧带而压迫神经根，则以腿痛为主。在腰椎棘突旁开 1.5～2cm 处有深压痛并沿患侧大腿后向下放射至小腿外侧、足跟部或足背外侧，多为单侧下肢痛。若椎间盘突出较大或位于椎管中央时，可为双侧疼痛。咳嗽、打喷嚏、用力排便均可使神经根更加紧张而加重症状，步行、弯腰、伸膝起坐等牵拉神经根的动作亦使疼痛加剧，屈髋、屈膝、卧床休息时疼痛减轻。椎管狭窄时部分患者可出现下肢肌肉萎缩，以胫前肌及伸拇肌最明显，肢体痛觉减退，膝或跟腱反射迟钝，直腿抬高试验阳性。

腰椎 X 线片发现椎间盘变窄并有增生现象，这说明椎间盘有退行性变存在。但必须与临床体检定位相符合才有意义。至于发现椎间隙前窄后宽，左右不等宽都与保护性姿势有关，不能作为诊断的肯定性依据。若需进一步明确腰椎间盘突出的程度，与神经根的关系，或椎管狭窄的部位，则要进行CT或MR检查。

腰痹的治疗可以针灸为主，配合其他多种疗法。急性腰痛需卧床休息，减少腰椎负重。腰部肌肉酸痛可结合推拿、拔罐治疗；以下肢神经放射症状为主的可配合牵引、营养神经药物进行穴位注射；腰椎后关节滑膜嵌顿者需进行手法复位。

四、靳三针疗法

主穴：腰三针、阿是穴。

配伍变化：腰为肾之府，膀胱与肾相为表里，膀胱经"抵腰中，入循膂，络肾，属膀胱""其支者，从腰中，挟背贯臀"，故腰三针均取膀胱经的穴位。若兼有一侧或双侧下肢坐骨神经痛，加坐骨针；兼有下肢后正中放射痛，加殷门穴、承扶穴、承山穴；兼下肢外侧放射样痛，加风市穴、阳陵泉穴；兼下肢肌肉萎缩无力，加八会穴的筋会阳陵泉穴、阳明经足三里穴；椎间盘突出刺激脊髓者，加八会穴的髓会悬钟穴；兼有头晕者，加百会穴、风池穴；肝肾两虚者，加肝俞穴、太溪穴；气滞血瘀者，加膈俞穴、昆仑穴。四总穴歌云："腰背委中求"。委中为足太阳膀胱经郄穴，"阳郄止痛"，对于急性腰痛，可在委中放血，多能马上奏效。

五、临证发挥

腰痹是多种疾病的一个共同症状，临床诊治还需仔细辨别具体病因，才能提高诊治疗效。要区分妇科、泌尿系疾病或肿瘤转移导致的腰痛与腰椎及腰部肌肉疾病导致的腰痛。妇科疾病如子宫异位症、痛经等，腰痛常与下腹痛同时存在，与月经关系密切；泌尿系疾病如肾炎等，腰痛常伴有尿频、尿急、尿血，发热；肿瘤转移所致腰痛常疼痛剧烈，夜间更甚，X光片可见椎体被破坏。

对于腰椎间盘突出的腰痛，可根据症状初步进行定位。压痛点的位置有定位意义。若在某腰椎间隙棘突旁有深在压痛，并引起或加剧下肢放射痛，则该椎间隙是腰椎间盘突出的部位。大腿前外侧和小腿前侧疼痛，小腿前内侧麻木，伸膝无力，膝反射减弱或消失，是L_4神经根受累，$L_{3/4}$椎间盘突出；

大腿小腿后外侧疼痛，小腿外侧、足背内侧、大脚趾麻木，大脚趾背伸无力，膝反射正常，是L_5神经根受累，$L_{4/5}$椎间盘突出；大腿小腿及足跟外侧疼痛，小腿和足外侧3足趾麻木，踝反射减弱或消失，是S_1神经根受累，L_5/S_1椎间盘突出；双侧大小腿后侧疼痛麻木，足跟后侧及会阴麻木，膀胱或肛门括约肌无力，踝反射消失，是马尾神经受累，$L_{4/5}$或L_5/S_1中央型椎间盘突出。若症状与影像学报告不一致时，需综合考虑，若患者年纪较大，症状不至于影响日常生活，即使椎间盘突出程度较严重，也可以尝试先进行保守治疗。

　　功能锻炼是腰痛患者康复的一项重要措施。只有通过肌肉的主动收缩，才能促进肌肉强壮并恢复功能，减少腰痛症状复发，这是药物和其他任何治疗手段替代不了的。俯卧背飞、三点支撑是锻炼背肌的经典动作，但并非所有腰痛患者都适合。腰肌筋膜炎的患者治疗初期多有背肌紧张僵硬，过多背伸练习往往使背肌更紧张痉挛，加重症状，此时应多作仰卧抱膝团身，以牵拉背肌及后部韧带缓解痉挛，后期再逐渐增加背伸肌锻炼。椎管狭窄，特别是椎间盘突出，黄韧带肥厚等继发软组织性椎管狭窄的患者，背伸练习时后伸幅度过大，可刺激硬膜囊或神经根，使症状加重，背伸肌锻炼时应减小后伸的幅度和频率，或在腹部垫枕锻炼。因此，应根据患者的具体情况，有目的地针对性锻炼。对腰椎的稳定性而言，背部伸肌为阳，腹部屈肌为阴。背伸肌为维持直立姿势，对抗重力的主要肌群。不能忽视腹部肌肉的锻炼。强有力的腹肌能提高腹内压，矫正腰椎过度前凸及骨盆过度前倾，提高下腰椎的稳定性。

第三节　膝痹（膝关节骨性关节炎、关节损伤等）

一、疾病概述

　　膝痹是以膝部疼痛，或伴有沉重、酸软、肿胀、骨鸣、屈伸不利等为主要表现的一类病症。其病因较多，但总不外"虚邪瘀"三个方面。常因感受外邪及劳损外伤而诱发，易反复发作。基本病机为外邪痹阻，痰瘀阻滞，筋骨失养。病性分虚实，虚为肝肾不足、气血亏虚，实为外邪和痰瘀。

二、临床特点

　　膝关节是人体关节中较大而复杂的屈戍关节，由股骨的两髁半球状关节面及较平坦的胫骨平台和腓骨近端组成，主要功能是负重和屈伸运动。它的连接靠关节周围的肌肉、韧带、关节囊等来维持，使膝关节稳定。如前方有股四头肌，后方有腘肌、股二头肌，外侧有髂胫束，内外侧各有一条侧副韧带，关节内有十字韧带、半月板等，故中医有"膝为筋之府"之称。急性外伤导致韧带及半月板损伤或急性滑膜炎时，膝痛常伴肿胀、屈伸功能障碍，行走困难。慢性半月板损伤在行走和上下坡时关节疼痛明显，可有弹响及交锁现象。慢性滑膜炎两腿沉重，关节肿胀，下蹲困难，劳累后加重，休息后减轻。髌骨软化症初起时感膝痛、膝软，上下楼梯时更为显著，随后症状逐渐加重，尤在膝半蹲位时为重，行走时有卡住感和清脆的弹响音。

三、诊疗思路

　　由于膝关节的解剖特点，临床上内侧副韧带比外侧副韧带损伤多见，前交叉比后交叉损伤多见。内侧副韧带损伤时，压痛点在股骨内上髁，外侧副韧带损伤时，压痛点在腓骨小头或股骨外上髁。侧副韧带断裂时可出现异常的外翻或内翻，十字韧带损伤时可出现关节不稳感。膝侧向试验（+）、抽屉试验（+）。半月板损伤多有股四头肌不同程度的萎缩，关节屈伸活动受限，损伤的半月板在相应关节间隙有较明显的压痛点，麦氏试验（+），研磨试验（+），必要时作关节镜检查、碘油造影。髌骨软化症患者检查时髌骨压痛、髌骨周挤压痛，活动髌骨时有粗糙的摩擦音，股四头肌有轻度的萎缩，挺髌试验（+）。滑膜炎皮肤温度略高，关节肿胀疼痛，活动困难；浮髌试验（+），关节穿刺可抽出淡黄色清亮的积液。

　　膝痹的辅助检查：X线片可观察骨质增生及关节间隙的改变，若需详细明确病位需进一步做MR检查。

　　膝痹的治疗可以针灸为主，配合其他多种疗法。急性外伤有韧带断裂和半月板损伤者早期需要固定制动；慢性疼痛以酸胀或变天时加重者，可进行温针或艾灸；委中穴处瘀血明显者可刺络放血；若关节积液较多可以穿刺抽液；急性膝关节炎可配合超短波、微波、超激光等理疗消炎止痛。

四、靳三针疗法

主穴：膝三针，阿是穴

配伍变化：对于膝眼穴的针刺，若关节腔积液，关节半月板损伤，或关节内交叉韧带损伤，向内直刺入关节腔，若为髌骨软化或髌下脂肪垫损伤，可刺向髌骨下方。伴下肢痿软无力者，加阳陵泉穴、悬钟穴；骨质增生者，加悬钟穴、大杼穴；关节肿胀者，加阴陵泉穴、三阴交穴；瘀血明显者，加膈俞穴；病程较久见气血亏虚者，加足三针补益气血；伴有头晕耳鸣、腰膝酸软等肝肾亏虚症状者，加太溪穴、太冲穴。

五、临证发挥

视诊和触诊在膝痹的诊断中具有重要意义。视诊指观察膝部及其周围皮肤颜色与血络形态、色泽，判断病性寒热、邪之久渐、标本虚实。视关节外形，对比健侧，可知关节是否肿胀、筋肉有否萎缩、骨是否变形。在触诊中应重点对经筋结聚部位如胫骨结节、髌下、髌上、鹤顶、胫骨外髁、胫骨内髁等进行检查。

《素问·痹论》所说"风寒湿三气杂，合而为痹也"。温针灸既能祛风散寒祛湿，又能通经止痛，对慢性膝痹（髌骨软化症、慢性滑膜炎、髌下脂肪垫损伤等）效果尤佳。采用温针灸时，需选取华佗牌40～50mm长，0.35mm粗的不锈钢毫针，针尾套上1.5cm长的艾条点燃，一般需燃烧3段艾条（约40min），才能达到起效的灸量。温针灸艾火集中，热力透筋达骨，直至病所，使经脉气血充盈，筋骨得荣，故能取得较好疗效。

穴位注射是治疗膝痹的又一有效治疗方法。它既有针刺作用，又有药物作用，操作简便、用药量小、成本低廉，副作用少，患者痛苦少，效果显著，相对其他治疗方法更易于患者接受和推广。口服药物往往需要一定时间才能发挥药物的效应，到达患处时血药浓度已经甚微，而穴位注射则是药物直接作用于局部，浓度高，刺激强。注射药物可以是玻璃酸钠注射液、当归注射液、红花注射液、鹿瓜多肽注射液等，多取膝眼（注入关节腔），也可以取阿是穴如股四头肌肌腱、膝关节内缘胫侧副韧带与股骨内上髁附着部、膝关节内侧鹅足滑囊、膝关节外侧副韧带起止点等处，还可取阳陵泉穴、血海穴、足三里穴、阴陵泉穴、梁丘穴、鹤顶穴、委中穴等穴，注射 2 ～ 3ml/ 穴位，每次选两三个穴位进行治疗。

在临床上常可发现膝痹患者的股四头肌肌力和耐力明显下降。肌力下降直接影响膝关节的稳定性，膝关节不稳致胫股关节、髌股关节面应力分布异常。因此增强股四头肌力，提高膝关节的稳定性是康复的关键之一。股四头肌锻炼方法有等长训练和等张训练两种，取仰卧位进行，包括伸膝绷紧股四头肌（髌骨向近心端移动）、直腿抬高（离床面 15cm，坚持 15 ～ 20s/ 次，可加沙袋负重）、蹬单车样动作等。对于马步、深蹲等膝关节受力较大的练习，不一定每个患者都适合，在练习时可先主要借双手支持，再逐步加大难度。有骨刺的患者，需要掌握好运动的量，过度剧烈或负重的活动会加重膝关节损伤，而适度的运动能使骨刺周围的软组织尽快适应骨刺带来的刺激，从而减少机体的不适和疼痛，可选择对膝关节损害小的运动——如游泳、骑车、慢跑等来进行锻炼。

第四节　肩痹（冻结肩、肩袖损伤等）

一、疾病概述

肩痹是以肩关节及其周围的肌肉筋骨疼痛、酸沉和功能障碍等为主要表现的一类病症。内因是正气亏虚，如年老体弱，肺气不足，肝肾亏损，筋失濡养，关节失于滑利；外因以感受外邪、劳损多见，如风寒侵入，寒凝经脉，或外伤闪挫，局部瘀血，经络痹阻。其基本病机是肩部经脉痹阻，筋骨失养。临床上多虚实夹杂，初病以实证为主，久病多以虚证为主。

二、临床特点

肩关节是上肢骨运动的枢纽，是人体活动范围最大的关节，关节盂浅而小，肱骨头能在多方向、大范围内自由活动，因而肩关节扭捩跌扑易引起肩部扭挫伤，造成急性疼痛，局部肿胀，活动功能障碍。

慢性肩关节疼痛多见于50岁以上的老年人,非体力劳动者好发。早期疼痛轻微,1～2周后逐渐增加,呈阵发性钝痛,以后呈持续性疼痛或刺痛,患肢畏风寒,手指麻胀。静止痛,昼轻夜重,夜眠无意中超出受限的功能范围则痛醒或醒后不适疼痛,离床活动片刻方能再次入睡。晨起活动后减轻。患者常取健侧卧位。疼痛可因劳累或气候变化而加重。后期肿痛减轻而功能障碍逐渐加重,洗脸、梳头、穿衣、睡眠等均受影响。病程一般1年,较长者1～2年。

三、诊疗思路

肩关节扭挫伤常有外伤史,如肩部肿痛范围较大者需要查出肿痛的中心点。根据压痛最敏感的部位,判定受伤的准确位置。其次,根据临床症状,局部肿胀、疼痛、活动功能障碍的轻重、缓急,判断筋断与否,是否合并骨折,仔细检查触摸肩前有无骨性隆突或骨擦音,有无间接压痛,以排除肱骨外科颈嵌入性骨折或大结节撕脱性骨折。如冈上肌断裂时,会出现典型的肌力消失,无力外展上臂,但如帮助患肢外展至60°以上,就能自动抬举上臂。

对于慢性肩痛,患者的年龄是诊断过程中需要考虑的重要因素。通常40岁以下的患者仅表现肩关节不稳定或轻微的肩袖疾病(创伤、触痛),而大于40岁者则有进一步发展成为慢性粘连性肩关节囊炎、肩袖损伤或盂肱关节炎的高风险。肩的前上部疼痛通常与肩锁关节有关,而外侧三角肌疼痛通常与肩袖病变有关。钝性夜间疼痛通常与肩袖撕裂或严重的盂肱关节炎有关。手臂过头的活动导致的疼痛弧则提示轻微的肩袖损伤性疾病和肌腱病变。主动运动和被动活动的范围都不正常,是粘连性肩关节囊炎的特征性表现,也可能是中到重度盂肱关节炎的表现。主动活动能力丧失,而被动活动相对正常,则通常是肩袖病变的表现。肩峰下滑囊炎主要表现为肩峰下疼痛、压痛,并可放射至三角肌,严重者有微肿。冈上肌炎表现为肩外展时疼痛较明显,动作稍快则肩部筋骨呷呀作响,自动外展至60°时疼痛较轻,被动外展至60°～120°时疼痛较重(疼痛弧),大于120°疼痛又减轻。肩关节周围炎表现为疼痛和肩功能受限,以外旋、外展高举及背手动作最为困难。在肩前肱二头肌腱长头、肩峰滑囊、喙突、肩后冈上肌附着点、肩外侧三角肌前中后肌梭均可有压痛,广泛疼痛而无局限性压痛点。被动外展患肢时肩部随之高耸。若一手按住肩胛下角,一手继续外展患肢,可感到肩胛角随之向外上转动，说明肩关节已有粘连。严重者肩臂肌肉萎缩，常见于三角肌、冈上肌等。腋窝的前后壁、胸大肌筋膜、背阔肌筋膜均呈挛缩僵硬状态。

肩痹的X线片检查可排除扭挫伤合并有骨折者，其余多呈阴性结果。CT或MR可发现关节滑囊积液等表现。

肩痹的治疗可以针灸为主，配合其他多种疗法。慢性疼痛以酸胀或变天时加重为主者，可进行温针或艾灸；瘀血明显者可刺络放血；痰湿较重者可拔罐刮痧；急性疼痛可配合超短波、微波、超激光等理疗消炎止痛。肩关节活动受限明显者，需用手法松解粘连，恢复活动度。

四、靳三针疗法

主穴：肩三针，阿是穴

配伍变化：局部取穴以"腧穴所在，主治所在"为依据，肩关节前部疼痛明显，后伸受限，加肩前、肱二头肌长头腱的压痛点；肩颈连接部牵扯痛，加肩井穴、肩中俞穴、肩外俞穴；肩关节后部疼痛明显，加肩贞穴、臑俞穴、天宗穴；肩峰下疼痛剧烈，加巨骨穴、肩髎穴；伴上肢麻木瘫痪，加手三针；伴颈部酸胀疼痛，加颈三针。

五、临证发挥

肩痹可根据疼痛部位及临床表现进行归经并循经远道取穴，正所谓"经脉所过，主治所及""输主体重节痛"。压痛点在肩峰下，肩外展、外旋、内收受限，属手阳明和手少阳，远取三间穴、阳溪穴、液门穴、中渚穴；压痛点在喙突处、喙突与小结节间处，肩内收、后伸受限，属手太阴，远取尺泽穴；压痛点在结节间沟处、小结节处，肩后伸受限，属手厥阴经，远取大陵穴；压痛点在上斜方肌，肩内收、外旋受限，属手足少阳经和手太阳经，远取外关穴、阳陵泉穴、养老穴；压痛点在冈下肌，肩内旋受限，压痛点在肩胛骨外缘，肩外展、内收、上举受限，均属手太阳经，远取后溪穴、养老穴。若压痛点不明显者，可以让患者活动关节至觉得疼痛的姿势，以便寻找痛点的位置。针刺可采用重刺激手法，针感强者疗效较好。

坚持正确而有效的运动锻炼可防止和解除肩关节粘连，舒经活络，改善局部血液循环，防止肌肉挛缩，增强和改善肌肉的功能；其次，可以防止因活动减少而引起的关节病变，抑制脊髓和脑干致痛物质的释放、提高痛阈、改善关节活动范围；此外，还能对炎症浸润、瘢痕、粘连、硬结有较好的促进吸收、消散和软化作用。锻炼的主要动作包括：直臂上举、面壁爬墙、双臂抱肩、肩部绕环、划水运动、马步向前冲拳、体后拉手。有条件者，可以抓握高处的横梁或扶手，再用下肢屈曲的方法牵拉肩关节，使肩关节的活动范围得到改善。随后可抓握哑铃做前后摆动和左右摆动，进行放松练习。各种锻炼均以自己能忍受的范围轻度疼痛为宜，每次练习30min，一周3次。

第五节　肘痹（肌筋膜炎等）

一、疾病概述

肘痹是以肘部关节筋脉肌肉疼痛、肿胀，甚则挛缩，屈伸不利为主要表现的一类病症。其病机为经络痹阻，肘部失荣。早期多由外感六淫，劳损外伤所致。病程日久，正气亏虚，痰瘀内生，多为虚证或虚实夹杂之证。

二、临床特点

肘关节是屈戌关节，伸屈在0～140°，由肱尺、肱桡及尺桡三个关节组成，包在一个关节囊内。前臂的旋转功能由上、下尺桡关节组成，环状韧带使上尺桡关节稳定。肘关节还有内外侧韧带及伸肌群、屈肌群的肌肉、肌腱所包裹附着。直接暴力打击或间接暴力如跌扑、失足滑倒，手掌着地、扭转等，使肘关节过度外展、伸直，可引起滑膜、关节囊、韧带等的扭挫或撕裂，局部充血、水肿，严重者关节内出血、渗出，表现为肘关节处于半屈伸位，弥漫性肿胀、疼痛、瘀斑，功能障碍。慢性肘痹初起时在劳累后偶感到局限性持续性疼痛，久则加重，如提热水瓶、扭毛巾、甚至扫地等动作均感疼痛乏力，约三分之一的病例放射至前臂、腕部或上臂，部分病例有夜间疼痛，但在静息时多无症状。

三、诊疗思路

　　急性肘痹多为肘关节扭挫伤，有明显的外伤史，压痛点往往在肘关节内后方和内侧副韧带附着部。严重的扭挫伤要注意与骨折相区别，环状韧带的断裂常使桡骨头脱位并尺骨上段骨折。慢性肘痹以肱骨外上髁炎多见，又称网球肘，是伸腕肌起点反复受到牵拉刺激导致部分撕裂和慢性炎症或局部的滑囊炎，常在肱骨外上髁、环状韧带或肱桡关节间隙处压痛明显，为锐痛。病程长者偶有肌萎缩。肘关节伸屈旋转功能虽正常，但作抗阻力地腕关节背伸和前臂旋后动作可引起患处疼痛。患者的握力减弱，前臂有无力感。若病变发生在肱骨内上髁，则为肱骨内上髁炎，肿痛和压痛在肘内侧，抗阻力屈腕时疼痛较明显；若病变发生在尺骨鹰嘴，则为鹰嘴滑囊炎，肿痛和压痛在肘后侧，伸屈轻度受限。

　　对于急性肘关节扭挫伤，可通过X线摄片确定有无合并骨折。在儿童骨骺损伤时较难区别，可与健侧同时拍片以检查对比，可以减少漏诊。

　　肘痹的治疗可以针灸为主，配合其他多种疗法。慢性疼痛以酸胀或变天时加重为主者，可进行火针，艾灸可采用悬灸、隔物灸或直接灸；瘀血明显者可用梅花针叩刺，刺络放血；痰湿较重者可拔罐刮痧；急性疼痛可配合超短波、微波、超激光等理疗消炎止痛。

四、靳三针疗法

　　主穴：阿是穴。

　　配伍变化：疼痛放射到前臂痛者，加手三针；肱骨外上髁痛者，可加手三里穴、合谷穴、中渚穴；肱骨内上髁痛者，可加后溪穴、养老穴、阳谷穴；尺骨鹰嘴炎者，可加外关穴、天井穴。

五、临证发挥

　　肘痹的针刺可采用多向刺重刺激，针感强者疗效较好。

　　穴位注射是治疗肘痹的一种有效方法。临床常用具有活血化瘀、疏经活络作用的药物，如复方当归注射液、红花注射液、丹参注射液和川芎嗪注射液等，常取患侧阿是穴、手三里穴、曲池穴及健侧阳陵泉穴等穴位进行穴位注射。该方法针药结合，能延长针刺效应，减轻药物不良反应，取得较好疗效。

（邓晶晶）

第五章　内科杂病

第一节　脘腹痛（胃痛、腹痛等）

一、疾病概述

脘腹痛，涵括所有膈肌以下、耻骨以上的痛证，最常见的是胃痛和腹痛。胃痛指胃脘部的疼痛；腹痛指胃脘以下、耻骨毛际以上的疼痛，病变范围较胃痛广。

胃痛，在部分文献中，亦称为"心痛"，常伴有消化道症状，例如嗳气、反酸、大便异常。西医的急慢性胃炎、消化性溃疡、胃神经官能症等，均属于中医胃痛的范畴。

腹痛，按部位还可细分为脐腹痛、胁腹痛、小腹痛、少腹痛，虽然均有对应的脏器，但由于脏器之间会相互牵掣影响，所以应结合西医检查，明确病变脏腑，对因论治。西医的胃肠痉挛、不完全性肠梗阻、腹膜炎、肠道易激惹综合征、消化不良、输尿管结石等，均属于中医腹痛的范畴。

历代医家认为，脘腹痛的病机是外邪入侵、饮食不节、情绪失调、脏腑亏虚，病性虚实夹杂，寒热相兼，既有"不通则痛"，又兼"不荣则痛"。

二、临床特点

（1）脘腹部疼痛，可急性起病，也可慢性起病，分为持续性和间歇性。持续性脘腹痛患者可伴呕吐、腹泻、发热。疼痛的性质包括胀痛、隐痛、刺痛、绞痛、钝痛等。

（2）持续性脘腹痛的患者鲜有首选中医治疗。多数先寻求西医治疗，待疼痛缓解或无呕吐、腹泻、发热后才会尝试中医或者中西医结合治疗，所以临床上就诊的脘腹痛患者以慢性间歇性疼痛为主，此时属于疾病的后期，以虚证为主，或虚实夹杂，治疗时应兼顾扶正。

（3）西医须进行相关检查，排除器质性病变或者占位性病变。如属于功能性病变，还须明确具体病变脏腑，多数采取内服药物保守治疗，但目前缺乏特效药，主要是对症处理，疗效不肯定。

三、诊疗思路

（1）结合西医检查结果，首先排除器质性病变或者占位性病变，明确诊断。

（2）胃痛的常规西医检查包括上消化道X线钡餐透视、纤维胃镜及病理组织学检查；腹痛的常规西医检查包括腹部X线检查、B超检查。

（3）肝炎、胆囊炎、胰腺炎、肋间神经痛、心肌梗死、肾盂肾炎等，有时会伴见脘腹痛或以脘腹痛为首发症状，应注意鉴别。

（4）腹痛，还须除外妇科和外科疾病。

（5）器质性病变或者占位性病变引起的脘腹痛，而且有手术指征，建议先行手术处理，术后再配合针灸和中药治疗。

（6）功能性病变引起的脘腹痛，还须考虑病程的长短以及患者的年龄和体质。如病程长、年龄大、体质弱，建议针灸配合中药，整体调理。

（7）脘腹痛患者多数伴有大便异常，例如便秘、腹泻、大便无力、大便量少。临证时，应注意询问患者的大便情况；治疗时，须首先改善大便情况，否则，疗效不显，甚至延误病情。

四、靳三针疗法

选穴：胃三针、肠三针、胆三针、足三针。

选穴依据：脘腹痛最常见的病因是消化系统功能紊乱，因此选取胃三针、肠三针、胆三针，对因治疗，这三组穴位均由"两个局部穴位＋一个远端穴位"组成，以局部为主，远端为辅，着重调整脏腑。配伍足三针则是根据经络循行路线，远端取穴，加强末梢循环，提高疗效。

操作注意：平补平泻法，可灸。每次留针20～30min。诸穴中，期门穴、日月穴所在位置皮肤较薄，得气时易伴痛感，临证时，可以用肝俞穴、胆俞穴替代或者轮流针刺，灵活应用。

五、临证发挥

（1）由于腰腹相对，临床上也不乏腰肌紧张引起脘腹痛的病例，因此，对于久病不愈的患者，需要考虑是否合并腰肌劳损，以免漏诊误诊，可配伍腰三针，前后兼顾，协同起效。

（2）对于女性患者，还须考虑是否合并妇科疾病，具体治疗可以参考"月经病"。

（3）大便情况可以直接反映消化道功能。如果伴有大便异常，建议配合药物，因为药物较针刺的作用更为迅速。对于病情反复、迁延不愈的患者，还可配合温热疗法，例如用艾条或者TDP温通脘腹部经络，每次至少30min。

（4）对于久病不愈的患者，还必须考虑普通针刺的治疗量是否足够。如不够，可以配合埋线疗法，加强穴位刺激，提高疗效。

（5）消化系统疾病，须考虑饮食习惯对疾病和治疗的影响，在治疗的同时，必须调整饮食，例如清淡饮食、少吃多餐、晚餐减量、放慢进食速度。

（6）部分患者以胀为主，痛不甚明显，介乎脘腹痛和痞满之间，可结合两者进行综合辨证论治。部分患者痛在胁腹部，可诊断为胁痛，但辨证时须辨清具体病因病机，对因论治，而非对病论治。

（7）根据中医理论，脘腹痛亦可用吐法（类似西医的洗胃），但由于吐法会导致气机上逆，所以不作为首选治法。

参考文献

[1] 田德禄.中医内科学[M].北京：人民卫生出版社，2004.

[2] 彭增福.靳三针疗法[M].上海：上海科学技术文献出版社，2005.

[3] 袁青，罗广明，Jeffrey Winsauer.靳三针疗法解说[M].上海：上海科学技术文献出版社，2005.

第二节　痿证（肌无力、周围神经损伤等）

一、疾病概述

痿证指肢体筋脉弛缓、软弱无力，日久因不能随意运动而致肌肉萎缩的一种病证。以四肢尤其是下肢痿证多见，又称为"痿躄"。

历代医家对痿证的论述颇多，认为痿证的病机是肺热津伤、湿热浸淫、脾胃亏虚、肝肾不足，与肺胃肝肾四脏关系最密切，而且以虚证和热证多见。西医的多发性神经炎、运动神经元病、重症肌无力、肌营养不良、小儿麻痹后遗症，均属于中医痿证范畴。

二、临床特点

（1）肌肉无力，甚至萎缩、瘫痪。

（2）多以四肢骨骼肌萎缩、肌无力起病，部分病例甚至可影响呼吸肌，危及生命。

（3）起病隐匿，发展快者，多数寻求西医治疗；发展慢者，经西医治疗无效后，才会考虑中医或中西结合治疗。目前西医缺乏特效药。

（4）由于四肢活动受限，患者往往情绪低落。

三、诊疗思路

（1）根据症状和西医检查结果，诊断不难。

（2）痿证的常规西医检查包括肌电图、肌活检、酶学检查。

（3）西医认为本病属于神经肌肉病变，但中医则认为主要与肺胃肝肾四脏有关，中西医对本病的认识，无论是病因还是病机，患者都不易理解，从而会影响治疗的依从性。

（4）患者就诊时，多数已患病一段时间，并尝试过各种治疗或服用过多种药物，而且，就患者而言，最亟须解决的问题是肌肉萎缩，因此容易忽略其他方面的症状，从而影响辨证。

（5）痿证不仅仅是功能性病变（肌无力），还兼器质性改变（肌萎缩），因此，单纯运用普通针灸，效果不明显，建议配合穴位注射、穴位埋线，加强刺激，并予内服中药，内外结合，综合治疗。

（6）根据中医理论，痿证为气血大亏之证，而且病程长，因此，针灸的治疗量和内服中药的药量，必须远大于普通病证的用量。

（7）根据中医理论，"久病必虚"，又"因虚致实"，且"久病必瘀"，因此，在补益的同时，必须兼顾邪实，慎防因补虚太过而生邪，攻邪太猛而更虚，影响预后。

四、靳三针疗法

选穴：胃三针、肠三针、阳三针、阴三针、痿三针。

选穴依据：阳明经多气多血，因此选取胃三针、肠三针；久病必虚，累及阴阳，因此选取阳三针、阴三针，调整阴阳；痿三针分上肢和下肢，可根据具体病情选取。如合并其他部位，则再配伍相应穴位，例如肩三针、手三针。

操作注意：平补平泻法，可灸。每次留针20～30min。痿证患者气血大亏，末梢循环不良，机体功能下降，因此，对于四肢末端容易出血的穴位（合谷穴、三阴交穴、太溪穴），出针后应延长针孔按压时间，避免皮下瘀血。如不慎出现皮下瘀血且日久不褪，可予局部温热疗法，温经祛瘀。

五、临证发挥

（1）古人根据具体病位不同分为皮、脉、筋、肉、骨五种类型，但在临床上，常相兼为病。

（2）中医治痿原则之一"治痿独取阳明"，意在强调胃肠二腑是本病的关键病变部位，而非指本病仅与胃肠有关或者只能选取阳明经穴位。原则之二"各补其荥而通其俞，调其虚实，和其逆顺"，意在强调四肢穴位的重要性，而非指仅五腧穴有治痿的作用。原则之三"不可妄用风药"，意在强调风药有伤阴化燥之弊，如应用不当，可能会加重病情，而非指本病绝对不能应用风药。

（3）本病病程长，除胃肠功能受损之外，其他脏腑功能也必然受累，因此，治疗时，不能只着眼于局部肌肉的萎缩，必须兼顾其他相关的症状，例如胃口、二便、作息等，内外同治，才能提高疗效。

（4）由于目前西医检查未能明确病因，又缺乏特效药，因此即使患者尝试中医治疗，也大多信心不足，半途而废。所以，用中医治疗本病，疗效如何，尚没有肯定的报道。

（5）下肢痿证的患者，由于行走困难，容易发生摔倒等意外，年老患者甚至可能发生骨折，须提醒患者及家属注意，必要时定制代步工具。

参考文献

[1] 田德禄. 中医内科学 [M]. 北京：人民卫生出版社，2004.

[2] 彭增福. 靳三针疗法 [M]. 上海：上海科学技术文献出版社，2005.

[3] 袁青，罗广明，Jeffrey Winsauer. 靳三针疗法解说 [M]. 上海：上海科学技术文献出版社，2005.

第三节　月经病（痛经、月经不调等）

一、疾病概述

中医的月经病，涵括了各种月经异常的情况，例如月经先期、月经后期、月经先后无定期、月经过多、月经过少、经期延长、经间期出血、崩漏、痛经、闭经、经行眩晕、经行泄泻、经行浮肿、经行风疹块、经行乳房胀痛、经行头痛、经行身痛、经行情志异常、经断前后诸症等。

历代医家认为，月经病的病机包括气血亏虚、脾肾不足、痰瘀互结、肝郁血热，和冲任督带四经以及肝肾脾胃四脏关系最密切，并提出"经水出于肾"，强调调经之本在肾。不同年龄段的女性，生理特点不同，治疗的侧重点亦不同。

中医经络理论认为，冲脉"渗诸阳，渗三阴"，又为"血海"；任脉"起于胞中"，为"阴脉之海"；督脉与冲任二脉"一源三歧"，亦"起于胞中"，且任督二脉同出于"会阴"；带脉与任督相通，又约束冲任督三脉，间接与子宫相连。只有冲任督带气血充盛，才能使子宫有行经的生理功能。中医脏腑学说认为，肾系于胞络，肝通过冲任督三脉与子宫相连，脾胃则通过冲任二脉与子宫相通。因此，月经病，当从肝肾脾胃四脏和冲任督带四经论治。中医关于月经产生机制的"肾气—天癸—冲任—胞宫"过程，与西医的"丘脑—垂体—卵巢—子宫"环路相对应，临证时应互相参考。

二、临床特点

（1）各种月经异常的情况往往同时存在，例如：月经过多兼痛经、月经后期兼月经过少、经行泄泻兼经行乳房胀痛。

（2）常合并带下病和妇科杂病，甚至影响妊娠和产育。

（3）西医认为本病主要由于内分泌紊乱引起，目前缺乏特效药，部分病例可以用激素进行干预，部分用西药无效。

三、诊疗思路

（1）结合西医检查结果，先除外子宫器质性病变或者占位性病变，明确诊断。

（2）月经病的常规西医检查包括盆腔B超、卵巢功能、激素水平。

（3）如果属于占位性病变，而且有手术指征，建议先行手术处理，术后再配合针灸和中药治疗。

（4）如果属于功能性病变，多数是其他疾病的伴随症状或者继发症状，诊疗时要注意询问其他系统的病症，慎防由于局限在内分泌系统和生殖系统而误诊漏诊。

四、靳三针疗法

选穴：阳三针、阴三针、足三针。

选穴依据：子宫位于下腹中央，为人体元阴元阳生化之处，因此选取阳三针、阴三针，平衡阴阳；月经病与脾、胃、肝、肾四脏关系最密切，所以配伍足三针，调整四脏，而且足三针位于下肢（远端），对比躯干的背俞穴，能更好地调节微循环。此外，下腹部前后左右有多条经脉循行，临证时可根据具体病因病机，灵活选取。

操作注意：平补平泻法，可灸。每次留针20～30min。月经期间，亦可进行针刺治疗，但应适当减少腰腹部的穴位，并增加四肢的穴位，既减少对腰腹部的刺激，又能维持相当的治疗量。

五、临证发挥

（1）未生育或35岁以下女性，以实证为主，可以单纯用针灸治疗；已生育或35岁以上女性，由于身体功能开始衰退，气血不足，以虚证为主，虚实夹杂，建议在针灸的基础上，配合中药。针灸作用直接，对实证的疗效比药物迅速，对虚证的作用则不如药物持久。

（2）子宫受交感神经和副交感神经双重支配。交感神经方面，主要体现在精神、情绪对本病的影响；副交感神经方面，最常见的是肠胃道功能低下（肠胃道主要受副交感神经支配），继而影响同位于腹腔的子宫的功能，引起月经异常。交感神经的影响已为大多数人所认识，但副交感神经的影响由于较为隐匿（尤其当肠胃道症状不明显，反而月经异常比较突出时），所以容易被忽视，从而延误病情。

（3）月经病与情绪、作息、饮食等生活习惯息息相关，但多数观点认为与情绪关系比较大，从而忽略了其他生活习惯对月经的影响。

参考文献

[1] 欧阳惠卿. 中医妇科学 [M]. 北京：人民卫生出版社，2011.

[2] 彭增福. 靳三针疗法 [M]. 上海：上海科学技术文献出版社，2005.

[3] 袁青，罗广明，Jeffrey Winsauer. 靳三针疗法解说 [M]. 上海：上海科学技术文献出版社，2005.

第四节　肥胖

一、疾病概述

体内脂肪堆积过多，体重超过标准。标准体重（kg）=［身高（cm）–100］×0.9。轻度（超过标准体重20%以内）肥胖者，一般无自觉症状。中度以上

（超过标准体重20%以上）肥胖者，可伴有气短、疲倦、汗出、怕热等不适。

本病可见于任何年龄，随着现代社会生活方式的改变，发病率不断升高，而且容易诱发心脑血管疾病，间接危及生命。

历代医家认为，肥胖的病机包括年老体衰、过食肥甘、缺乏运动、久病正虚、情志所伤。现代社会，以过食肥甘和缺乏运动为主因。

二、临床特点

（1）分单纯性肥胖和继发性肥胖。继发性肥胖，可继发于下丘脑病、胰岛病、甲状腺功能减退等疾病。

（2）单纯性肥胖者，脂肪分布比较均匀，内分泌紊乱症状不明显；继发性肥胖者，脂肪分布有相应特征，并多数伴有内分泌紊乱症状或代谢紊乱症状。

（3）以腹部和下肢脂肪堆积过多为多见，部分病例伴见水肿，甚至肥肿难分。

三、诊疗思路

（1）根据身高体重比例，诊断不难。

（2）注意鉴别单纯性肥胖和继发性肥胖。常规西医检查包括垂体功能检查、胰岛功能检查、甲状腺功能检查、胃肠道检查。

（3）单纯性肥胖者，在治疗的同时，如果能调整饮食、作息、运动，疗效更明显；继发性肥胖者，必须同时治疗原发病。

（4）单纯性肥胖者，是由于基础代谢率明显降低，造成脂肪堆积，脂肪堆积又会减慢基础代谢率，因此，治疗时，除局部针刺消脂之外，需兼顾行气活血，提高基础代谢率。

（5）除普通针刺之外，埋线疗法和耳穴按压，也是治疗肥胖的常用疗法，可与针刺联合应用。

四、靳三针疗法

选穴：肥三针、脂三针、胃三针、肠三针。

选穴依据：肥胖多因痰湿作祟，所以选取肥三针、脂三针减肥消脂、除痰化湿；而痰湿生于脾胃（消化系统），因此配伍胃三针、肠三针健脾和胃、疏通肠道。临证时，应该根据具体病因病机，灵活应用。

操作注意：平补平泻法，可灸。每次留针 20 ～ 30min。带脉在侧腹部，部分患者比较敏感，可以用邻近的腰腹部穴位替代或者轮流针刺。也可用灸代针。

五、临证发挥

（1）根据中医理论，肥胖者多痰湿，而痰湿与肺、脾、肾三脏关系最密切，治疗时需兼顾三脏；同时，痰湿日久，既可蕴而化热，也可郁而化瘀，瘀久也同样会化热，即痰瘀热三者相互影响，因此，治疗时除痰湿之外，亦需考虑瘀热。

（2）在针灸基础上，配合内服中药，效果会更明显，但是，切忌予大量泻下类药物，相反，应以补益气血、行气活血为主。

（3）肥胖者，随着体重增加，容易导致下肢关节负荷过重，出现关节疼痛，但由于两者并非同步出现，容易造成误诊。虽然部分关节疼痛者，确实存在其他原因，但在对因治疗时，如能同时控制体重，可以明显提高疗效。

（4）必须调整饮食结构和饮食习惯，前者包括低脂、低糖、低盐、高纤维饮食，注意补充蛋白质和维生素，后者包括细嚼慢咽、晚餐减量、忌暴饮暴食。同时，须加强锻炼。

（5）治疗必须循序渐进，不宜骤减，不能以降低体力或过度消耗精力为代价。

（6）单纯性肥胖患者，以腰腹部以下脂肪堆积最明显，除上述穴位之外，应根据具体部位，局部取穴，勿拘泥于三针疗法。

（7）单纯性肥胖的女性患者，多数伴有月经异常，因两者均属于西医的内分泌疾病，临证时，须辨清两者的因果关系，治疗时亦要两者兼顾。

参考文献

[1] 田德禄. 中医内科学 [M]. 北京：人民卫生出版社，2004.

[2] 彭增福. 靳三针疗法 [M]. 上海：上海科学技术文献出版社，2005.

[3] 袁青，罗广明，Jeffrey Winsauer. 靳三针疗法解说 [M]. 上海：上海科学技术文献出版社，2005.

第五节　头痛及眩晕（偏头痛等）

一、疾病概述

　　头痛和眩晕是常见的自觉症状，可以单独出现，也可以合并其他症状，甚至是某些疾病加重或恶化的先兆。最常见的兼症包括恶心、呕吐、自汗，甚至昏倒。

　　历代医家对两者的论述颇多，认为头痛分为外感和内伤两类，外感头痛病因病机较为单纯，治疗也较容易起效，内伤头痛病因病机颇为复杂，须与某些疾病鉴别，治疗也各不相同，六经病变均有可能引起头痛；眩晕也可分为外感和内伤两类，但以内伤多见，虚证为主或虚实夹杂，无虚不作眩，病机包括肝阳上亢、痰湿中阻、气血亏虚、肾精不足。西医的偏头痛、神经官能症、梅尼埃病、高血压病、脑动脉硬化、贫血、低血糖、神经衰弱等，均属于中医头痛或眩晕的范畴。

二、临床特点

　　（1）内因引起的头痛和眩晕，多为慢性、反复性的。头痛的性质有胀痛、跳痛、隐痛、昏痛；眩晕的特征包括头重脚轻、摇晃不定、甚则如坐车船、视物旋转。同时还兼见其他症状，例如耳鸣、失眠、恶心、腰酸、面色苍白、汗出肢冷。

　　（2）两者都属于自觉症状，易受情绪影响而患者不自知，而且症状的轻重，每个患者的感受和判别标准不一，有可能会影响诊断。

　　（3）初次出现时，患者容易自我诊断为感冒而忽视或者自服感冒药。如果真正的病因并不是外感，往往会因此而使疾病变得更为复杂难治。

　　（4）如果属于内伤引起的头痛、眩晕，往往是心脑血管疾病的先兆。

三、诊疗思路

　　（1）根据患者的自觉症状，诊断不难。

（2）疾病分类包括急性和慢性，原发性和继发性，明确病性有助于诊断和治疗。

（3）40岁以下者，最常见的病因是外感；40岁以上者，还需考虑是否为心脑血管疾病的先兆，即使西医检查结果提示阴性，也不能完全除外，以防漏诊，建议观察一段时间，再复查。由于很多疾病趋于低龄化，因此40岁仅为参考标准。

（4）结合西医检查结果，还需除外器质性病变或者占位性病变，以防误诊。

（5）器质性病变或者占位性病变引起的头痛眩晕，建议结合西药或者中药治疗。

（6）功能性病变引起的头痛眩晕，虽病位在脑，还应考虑其他脏腑的影响。

（7）头痛的常规西医检查包括血压、血糖、脑电图、经颅多普勒、颅脑影像学检查；眩晕的常规西医检查包括血压、心电图、血常规、颈椎X线检查、经颅多普勒。

四、靳三针疗法

选穴：晕痛针、颞三针、脑三针、手三针、足三针。

选穴依据：头痛和眩晕病位在脑，包括额叶、顶叶、枕叶和颞叶，所以选取晕痛针（额叶、顶叶）、颞三针（颞叶）和脑三针（枕叶），醒脑通络，直达病所；同时，由于手、足在脑部的投影面积较躯干大，因此配伍手三针、足三针，既能加强末梢循环，增强疗效，又能平衡针刺脑部可能引起的过度亢奋，协调外周和中枢，整体论治。部分患者因头痛和眩晕日久不愈而引起头面部不适，例如眼干、鼻塞、耳鸣，可以相应配伍眼三针、鼻三针、耳三针。

操作注意：平补平泻法，可灸。每次留针20～30min。头部穴位要注意针刺角度，如果角度有偏，则不易进针，而且患者会有明显痛感。颞部皮肤较薄，痛感更明显，针刺时须谨慎。此外，由于头皮血管丰富，头部穴位比较容易出血，出针时应适当延长按压针孔的时间。

五、临证发挥

（1）头痛和眩晕可以单独出现，也可以同时并存。但是，单独出现和同时并存不是判断病情轻重的标准。

（2）根据中医理论，头痛因疼痛部位所属经络不同而在治疗时有所区别，例如巅顶痛属厥阴经，前额痛属阳明经，但临床上，往往相兼为病，而且患者就诊时头痛往往已经持续一段时间，并伴有其他症状，提示病变已累及其他脏腑经络，因此治疗时，不能拘泥于一经一脏，须整体辨证，灵活取穴。

（3）根据中医理论，眩晕指头晕和眼花，但临床上，两者未必同时出现，以头晕更为多见，或者头晕和头痛并见。

（4）根据经络走向，足三阴经不循行上头，但不能因此认为头痛眩晕与足三阴经或者肝脾肾三脏无关。中医理论强调整体观念，任何疾病都会互相影响。

（5）头痛和眩晕病位在头，治疗时往往注重头部取穴而忽略四肢躯干，但临床上由于下元亏虚、风火上扰引起的头痛眩晕并不少见，因此临证时必须整体论治。四肢穴位除手三针、足三针之外，手智针和足智针，对风火上扰之证，效果明显。

（6）内伤引起的头痛和眩晕，病因病机往往错综复杂，除辨明寒热虚实之外，还须考虑治疗的先后顺序。

参考文献

[1] 田德禄. 中医内科学 [M]. 北京：人民卫生出版社，2004.

[2] 彭增福. 靳三针疗法 [M]. 上海：上海科学技术文献出版社，2005.

[3] 袁青，罗广明，Jeffrey Winsauer. 靳三针疗法解说 [M]. 上海：上海科学技术文献出版社，2005.

（谭慧）

后 记

提起"靳三针",这是一个在国际针灸领域的金字招牌,是一个令人痴迷和向往的神奇领域。非常幸运能够于2003年师从靳瑞教授研习靳三针疗法,并将其应用于临床治病救人。

初识恩师是在靳老的家中,简单的几件家具,木板搭建的书架,身上带着补丁的白色汗衫,怎么也不能让人将其与著名的"靳三针"联系起来。日常的跟师学习,耳濡目染更加证明了,勤俭一直是靳老生活中不变的品格。

靳老对每个学生都关爱有加,记得刚刚考上博士研究生,入学报到不久,靳老请我和吴凌云博士在广州中医药大学对面的中央酒店喝下午茶,期间详细讲解靳三针疗法的起源和发展过程,并对酒店的星洲米粉做详细的介绍,这种亲切而特殊的传授方式令人印象深刻。以至于若干年后,我招收研究生时,我的第一届研究生,我也带他们到这个酒店去聊天品茗、谈经论道,或许这也是仪式上的传承吧。

2003级博士研究生刘刚

本人是靳瑞老师2003级的博士生,曾跟随靳老师学习了三年,这其中感受颇深。靳瑞老师是国内外著名的针灸学家,有幸能得到他老人家的言传身教,是我的福气!靳老师对待学生非常慈祥和平易近人,我每次去他家里请教问题,都像是在自己家里,感觉很温暖,他很受人尊敬和爱戴,不论是他的学问还是他的品德,都是我做人的标准和榜样!

靳老师是一位与时俱进的学者,他思维活跃,而且善于在日常生活和轻松的对话中向学生讲解难题和处理工作。在临床随诊中,靳老师对每一位患者都具备慈悲之心,治疗上也多亲力亲为,并为我提供了很多锻炼机会,私下里对我出现的问题耐心地讲解,没有丝毫的责备之心,这些都是我一辈子记忆最深刻的地方!靳老师不但是我的恩师,更像我的慈父!

2003级博士研究生吴凌云